糖尿病

用药与配餐

何泽／主编

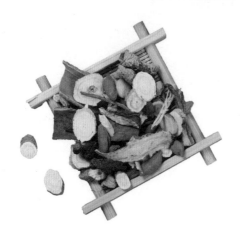

U0301480

吉林科学技术出版社

图书在版编目（CIP）数据

糖尿病用药与配餐 / 何泽主编. -- 长春 : 吉林科学技术出版社, 2024.9
　　ISBN 978-7-5744-1132-6

　　Ⅰ. ①糖… Ⅱ. ①何… Ⅲ. ①糖尿病－药物疗法②糖尿病－食物疗法 Ⅳ. ①R587.105②R247.1

　　中国国家版本馆CIP数据核字(2024)第062673号

糖尿病用药与配餐
TANGNIAOBING YONGYAO YU PEICAN

主　　编	何　泽
副主编	吴春炜　张　鹏
编　　委	（以姓氏笔画为序）
	王若琳　陈海龙　钟　琦　曹　雷　彭　锦
出版人	宛　霞
策划编辑	朱　萌　丁　硕
责任编辑	王聪会
助理编辑	刘凌含
装帧设计	长春美印图文设计有限公司
制　　版	长春美印图文设计有限公司
幅面尺寸	167 mm×235 mm
开　　本	16
字　　数	230千字
印　　张	15
印　　数	1～5 000册
版　　次	2024年9月第1版
印　　次	2024年9月第1次印刷

出　　版	吉林科学技术出版社
发　　行	吉林科学技术出版社
地　　址	长春市福祉大路5788号
邮　　编	130118
发行部电话/传真	0431-81629529　81629530　81629531
	81629532　81629533　81629534
储运部电话	0431-86059116
编辑部电话	0431-81629518
印　　刷	长春新华印刷集团有限公司

书　　号	ISBN 978-7-5744-1132-6
定　　价	49.90元

目前，我国糖尿病人数众多，已经成为世界糖尿病第一大国，防控形势严峻。但患者知晓率、治疗率和达标率均不理想，随之而来的糖尿病并发心脑血管病变及糖尿病肾脏病、糖尿病视网膜病变、糖尿病足等多种并发症，严重威胁国人的生命与健康。糖尿病是一种可防可治但目前尚不能治愈的疾病，而药物治疗和饮食治疗在糖尿病的综合治疗中占有尤为重要的地位。《糖尿病用药与配餐》第一版于2006年发行，受到了患者的普遍欢迎，在2008年更新为《糖尿病用药与配餐》精华版后再次发行，得到了患者和家属的广泛认可。时光流逝，精华版发行距今已有十六年之久，这些年医学发展迅猛，糖尿病研究领域日新月异，许多新的药物，新的营养学知识不断涌现，让糖尿病患者和家属眼花缭乱，应接不暇。为此，我们在精华版的基础上，结合本人三十年的临床实践经验以及现代中西医最新研究进展，将书中大部分内容进行了更新和完善，力求满足广大糖尿病患者在日常生活中对用药和饮食进行自我管理的迫切需求。

全书共分为六章：第一章糖尿病可治可防，第二章糖尿病的用药常识，第三章各类型糖尿病推荐用药，第四章糖尿病患者的膳食指南，第五章糖尿病患者的四季配餐，第六章各类型糖尿病患者配餐。每一章的内容都在原有基础上进行了补充、完善与更新，如增加了糖尿病患者的自我健康管理，及时更新了目前对心、肾、代谢性疾病有针对性的降糖药物，如钠-葡萄糖协同转运蛋白-2抑制剂和胰高血糖素样肽-1受体激动剂等。在用药方面，本书以控制血糖为基础，兼顾了常见的心、肾、足、周围神经、眼底等并发症的处理，提供了针对糖尿病患者症状、指标、并发症和合并症的最新合理化治疗建议。在配餐方面，本书结合最新的膳食和医学营养学研究进展对饮食疗法的原则、营养需求、配餐原则及食疗食谱等内容进行了重新梳理和升级，补充了血糖指数、血糖负荷等概念。在糖尿病并发症的配餐当中，补充了糖尿病周围神经病变、糖尿病足及糖尿病视网膜病变等常见并发症的相关内容。

　　本书以患者为中心，贴近生活，实用性强，给糖尿病患者提供了必需的医学和营养常识，以及具体和直观的帮助。请糖尿病患者阅读本书后，一定要在医师的指导下选择用药和配餐。本书还可供青年医生、基层临床医生、保健人员、营养食疗爱好者参考。

　　时代在前进，医学在发展，加之编者时间和水平有限，本书编写过程中难免有错漏及不足之处，敬请广大读者批评指正，以利今后进一步修改完善，以便再版。

何 泽
2024年8日
于长春

目录

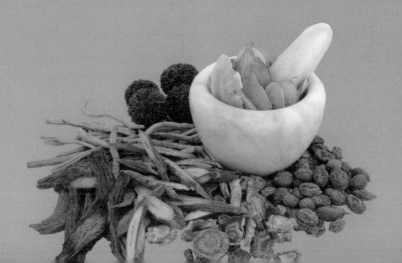

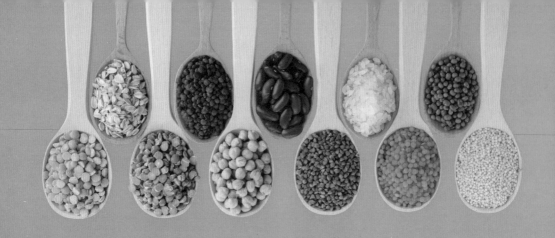

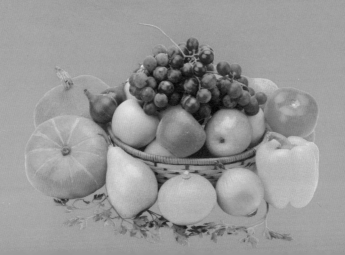

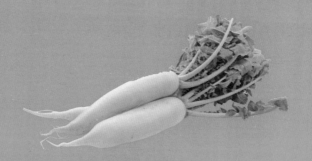

第一章
糖尿病可治可防

» 什么是糖尿病

糖尿病是一种慢性、全身性的内分泌代谢性疾病，常可引起大血管、微血管受损，还可危及眼、肾、神经、心脏、血管等，致残、致死率高，给人类健康和社会发展带来沉重的负担。2021年国际糖尿病联盟公布全球约5.37亿成年人患有糖尿病，中国糖尿病患者人数约有1.41亿，是全球糖尿病患者人数最多的国家。

糖尿病是一组由多种病因引起的以慢性高血糖为特征的代谢性疾病，是人体胰岛素分泌和（或）利用缺陷所引起的。除血糖代谢异常外，糖尿病还伴有蛋白质、血脂、尿酸等代谢异常。糖尿病的临床诊断依据静脉血浆葡萄糖水平，而不是毛细血管血糖（指尖血糖）测定结果。当静脉空腹血浆葡萄糖≥7.0mmol/L（126mg/dL）或任意时间血糖≥11.1mmol/L（200mg/dL）或OGTT（口服葡萄糖耐量试验）2h血糖≥11.1mmol/L（200mg/dL）或糖化血红蛋白（HbA1c）≥6.5%，并伴有典型的糖尿病"三多一少"症状（饮水量增多、食量增大、小便次数和尿量增多、不明原因的体重减轻），即可被诊断为糖尿病。

糖尿病根据病因可分为1型糖尿病、2型糖尿病、特殊类型糖尿病和妊娠期糖尿病。

▶ 1型糖尿病

是指由胰岛β细胞破坏导致胰岛素绝对缺乏。发病年龄通常小于30岁，非肥胖体形，"三多一少"症状明显，常以酮症或酮症酸中毒起病；实验室检查空腹或餐后的血清C肽浓度明显降低，出现胰岛自身免疫标记物等；症状较为隐匿，多在感染或其他应激情况下迅速恶化，需终身依赖胰岛素治疗。1型糖尿病常在发病前出现流感症状和胃肠道症状。

▶ 2型糖尿病

胰岛β细胞功能进行性减退和胰岛素抵抗是两个重要的发病机制。患有此型糖尿病的患者常有家族史，可见于任何年龄，但多在40岁以后起病，发病较缓，症状较轻，半数以上患者无任何症状，仅在健康体检时发现。因此多数患者在确诊糖尿病时，常被发现已存在肾脏、眼部及心脑血管并发症；此外，在应激情况、感染等诱因下，也可直接发生酮症酸中毒。多数2型糖尿病患者发病初期无须胰岛素治疗，但当疾病进展到一定阶段时可能需要通过胰岛素治疗来控制代谢紊乱。

▶ 特殊类型糖尿病

是指病因准确（或大体准确）的糖尿病，或是可明确定义糖尿病的部分综合征的总称。这一类别按病因及发病机制分为8种亚型，包括胰岛β细胞功能单基因缺陷、胰岛素作用单基因缺陷、胰源性糖尿病、内分泌疾病、药物或化学品所致糖尿病、感染、不常见的免疫介导性糖尿病及其他与糖尿病相关的遗传综合征等。

▶ 妊娠期糖尿病

是指妊娠期间发生的糖代谢异常，但血糖值未达到显性糖尿病的水平，此类患者分娩后血糖大多可恢复正常，但仍有一部分女性产后5～10年有发生糖尿病的高度危险性；另外，孕期任何时间被发现且达到非孕人群糖尿病的诊断标准称为妊娠期显性糖尿病；孕前确诊的1型糖尿病、2型糖尿病或特殊类型糖尿病称为孕前糖尿病。

» 血糖升高一定是糖尿病吗

　　并不是所有的血糖升高都是糖尿病，有时机体代谢紊乱会出现短暂的、一过性的血糖升高并伴有一些类似糖尿病的症状，这种现象属于继发性糖尿病。在生活中一旦出现血糖升高时，要及时去医院请医师进行详细诊查，排除一些继发因素引起的血糖升高，配合必要的实验室检查以明确血糖升高的原因。

　　诊断原发性糖尿病应排除以下几个方面的因素。

▶肝脏疾病

　　当肝脏功能受损时，葡萄糖转化为肝糖原的能力减弱，无法有效地合成和释放糖原，导致血糖水平过低或过高。例如弥漫性肝病患者，由于肝糖原贮存减少，常出现空腹血糖偏低及夜间低血糖，餐后0.5～1h血糖高于正常水平，餐后2～3h血糖正常或低于正常水平。

▶内分泌疾病

　　如肢端肥大症（或巨人症）、库欣综合征、嗜铬细胞瘤等疾病可分别因生长激素、皮质醇、儿茶酚胺分泌过多，拮抗胰岛素而引起继发性糖尿病或糖耐量异常。此外，甲状腺功能亢进时，甲状腺激素过多促使肝糖原分解增加，加速全身代谢和消耗热量，肠壁血液流速加快，也增加了对糖类的吸收而引起暂时性高血糖，进而加重胰岛负担。

▶急性感染

急性感染应激状态时，胰岛素对抗激素（如肾上腺素、促肾上腺皮质激素、肾上腺皮质激素和生长激素）分泌增加，可使糖耐量降低，出现一过性血糖升高。

▶胃切除

胃切除后，人体对糖的吸收会加速，易出现一过性血糖升高。一般病情恢复以后血糖可逐渐恢复正常。

▶药物因素

一些药物如噻嗪类利尿药、糖皮质激素、口服避孕药、阿司匹林、三环类抗抑郁药等也可起到抑制胰岛素释放或拮抗胰岛素的作用，影响糖耐量，引起血糖升高。此外，长期服用大量糖皮质激素还可引起类固醇糖尿病。

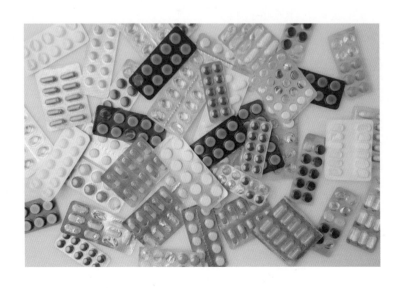

>>1型糖尿病与2型糖尿病的鉴别

血糖水平的高低对糖尿病分型并无意义，临床需从多方面综合分析，鉴别诊断。要综合起病年龄、发病特点、症状表现、胰岛功能、是否肥胖、自身免疫因素和治疗方式等方面进行判断。

●起病年龄

1型糖尿病多见于儿童、青少年，患者年龄通常小于30岁；2型糖尿病常见于青春期后，多见于中老年人。

●发病特点

1型糖尿病多急性起病，2型糖尿病多慢性起病。

●症状表现

1型糖尿病"三多一少"症状明显，常以酮症或酮症酸中毒起病；2型糖尿病少见酮症，但也有部分患者出现酮症。

●体形

1型糖尿病患者多非肥胖体形；2型糖尿病患者多肥胖体形，可见黑棘皮病，部分患者为非肥胖体形。

●实验室检查

1型糖尿病患者空腹或餐后的血清C肽浓度明显降低，胰岛自身抗体阳性；2型糖尿病患者空腹或餐后血清C肽浓度可正常、升高或降低，胰岛自身抗体阴性。

●治疗方式

1型糖尿病患者绝对依赖胰岛素治疗；2型糖尿病患者发病初期多不依赖胰岛素治疗，但随着疾病发展胰岛功能减退则需要胰岛素治疗。

≫ 糖尿病是如何发生的

糖尿病的病因和发病机制较为复杂，至今尚未完全阐明。在不同类型的糖尿病之间，病因也不尽相同，即便是同一类型的糖尿病，其病因也存在一定的差异。目前，一致认为糖尿病的发病是遗传因素和环境因素综合作用的结果。

▶ 遗传因素

糖尿病具有遗传易感性。研究发现，糖尿病患者的亲属中，糖尿病的发生率显著高于普通人群。从种族角度来说，黄种人属于糖尿病的中度易感人群，其易感程度显著高于白种人。需要明确的是，通过基因遗传的不是糖尿病本身，而是对糖尿病的易感性，即患病的风险。

▶ 环境因素

对于具有糖尿病易感性遗传基础的人，环境因素对其糖尿病的发生和发展起着重要作用，主要包括以下几个方面。

● 中心型肥胖

中心型肥胖又称腹型肥胖或内脏型肥胖。多数由于长期摄入高糖、高脂、高热量食物，体力活动不足，导致体内脂肪储存增加，进一步引起代谢紊乱，胰岛素靶细胞的胰岛素受体数量减少，或是胰岛素与受体结合后细胞内反应的缺陷，体内产生胰岛素抵抗而出现高血糖。

● 子宫内环境

子宫内营养环境不良或过剩可导致胎儿体重不足或过大，都会使胎儿成年后因肥胖而发生胰岛素抵抗的可能性大增，进而发展为糖尿病。

7

●**病毒感染**

与糖尿病发生有关的病毒有腮腺炎病毒、风疹病毒、柯萨奇病毒、巨细胞病毒等。上述病毒感染可导致胰岛细胞受损，但尚须有遗传易感性的基础及病毒感染后引起自身免疫反应等因素，才会发病。

此外，长期过度紧张、感染应激及影响糖代谢的药物（如利尿剂、糖皮质激素、类固醇类口服避孕药等）均可增加胰岛素需要量，加重胰岛β细胞负荷，这也是糖尿病发生的环境因素之一。

●**"节约基因型"学说**

人类在进化、生存斗争中，逐渐形成"节约基因"，使人在食物不足的环境下，节约能量，以适应恶劣的环境。当食物充足时，此基因使人肥胖，致胰岛素分泌缺陷和胰岛素抵抗，成为诱发糖尿病的潜在因素之一。

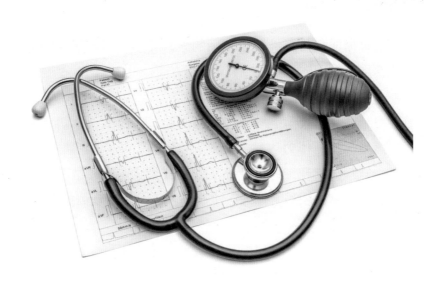

≫ 糖尿病的危害

糖尿病是一种与生活方式密切相关的慢性非传染性疾病，其危害往往是在不知不觉中发生的，如果糖尿病患者平时不注意必要的检查和治疗，一旦发生急性或不可逆转的慢性并发症，后果将不堪设想。许多糖尿病患者因对糖尿病无知无畏，而忽视日常的自我健康管理，疾病恶化迅速，导致不少家庭因病致贫，因病返贫，付出沉重的代价。糖尿病的危害主要表现在以下几个方面。

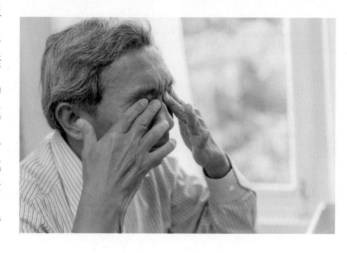

● 急性损害

糖尿病的急性并发症如糖尿病酮症酸中毒、高渗性非酮症昏迷、乳酸性酸中毒及低血糖等，均可危及生命。

● 慢性损害

糖尿病患者长期血糖升高，可引起全身多系统的代谢障碍，导致大血管和微血管的病变，早期症状并不明显，易被忽视，若任其发展，晚期可出现严重的心、脑、肾、眼、神经、皮肤等慢性并发症，是导致心肌梗死、瘫痪、尿毒症、失明、截肢等的主要原因，也是导致患者死亡的最重要原因之一。

≫ 如何及早发现糖尿病

糖尿病威胁着人类的生命健康，尤其糖尿病并发症增加了致残致死率，对于糖尿病应以预防为主，早发现、早诊断、早治疗。应从以下三个方面加以注意。

▶警惕糖尿病常见的早期信号

虽然糖尿病初期往往无明显症状，需要依靠化验才能发现，但如果我们对糖尿病有一定的认识，及时感知早期症状，留意身体的细微变化，还是可以及早发现糖尿病的一些蛛丝马迹的。

●口干

口干是最直接，也是最易发现的自觉症状。往往表现为饮水量增多，甚至出现饮水而不解渴的现象。

●饥饿感

常感觉饥饿，食欲大增，往往在刚进食完不久就饿了，午餐前尤为明显。

●乏力

身体沉重懒惰，容易疲倦，做事无法像往日一样精力旺盛。

●体重变化

特别肥胖或消瘦者；非自愿的体重减轻而找不到原因，特别是原来肥胖，近来体重减轻者应警惕糖尿病的发生。

●反应性低血糖

多发生在午饭前和晚饭前，表现为乏力、多汗、颤抖及饥饿感，进食后可以缓解。

●视力障碍

视力迅速下降，出现视物模糊，甚至眼前出现细丝飘移，或眼睛突然失明。在出现这种眼疾时应想到查血糖，以排除糖尿病。

●四肢感觉异常

尤其是下肢出现剧烈疼痛；或足底麻木，刺激时也没有明显痛觉，脚犹如穿草鞋般难受；或夜间小腿抽筋。

●阳痿

男性患者由于血糖升高出现性功能减退，常规治疗无效。

●顽固性腹泻或便秘

腹泻表现多为半稀便或稀水样便，每日5～10余次，无明显腹痛症状，发作呈间歇性，有时与便秘交替出现。

●易感染

易生疖肿，即便是冬季也常发生；反复出现尿路、胆道及肺部等处感染，且不易治愈；下肢肢端紫黯、肿痛、溃烂；女性外阴瘙痒而非细菌、滴虫感染。

●牙齿疾病

牙齿可见动摇、稀疏、脱落。

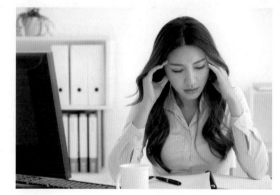

●月经异常

女性患者有时月经不规律，或闭经。

●不良产科史

反复流产、早产、巨大儿（胎儿体重≥4000g）、难产、妊娠中毒症、羊水过多、胎死宫内等。

●情志失调

无缘由地爱发脾气，性格突然发生改变；长期精神紧张，思想负担重，以及抑郁或焦虑等状态。

▶应定期检查糖尿病高危人群的空腹及餐后血糖

易发生糖尿病的高危人群包括以下三类。

● 儿童和青少年的筛查

在儿童和青少年（≤18岁）中，超重或肥胖且合并有下列任何一个危险因素者定义为高危人群。①一级或二级亲属中有2型糖尿病家族史；②存在胰岛素抵抗的相关临床状态（如体形肥胖、黑棘皮病、高血压、血脂异常、多囊卵巢综合征、脂肪肝等）；③母亲妊娠时有糖尿病（包括妊娠期糖尿病）。

宜从10岁开始进行筛查，对于青春期提前的个体则推荐从青春期开始。首次筛查正常者，宜每3年至少筛查1次。

● 成年人的筛查

包括①既往糖耐量异常（空腹血糖＜7.0mmol/L；糖负荷后2h血糖≥7.8mmol/L，但血糖＜11.1mmol/L）或空腹血糖受损（空腹血糖≥6.1mmol/L，但血糖＜7.0mmol/L；糖负荷后2h血糖＜7.8mmol/L）者；②年龄≥40岁；③体质指数（BMI）≥24kg/m²和（或）中心型肥胖（男性腰围≥90cm，女性腰围≥85cm）；④一级亲属有糖尿病病史；⑤缺乏体力活动者；⑥有巨大儿分娩史或有妊娠期糖尿病病史的女性；

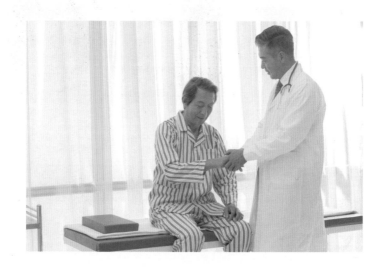

⑦有多囊卵巢综合征病史的女性；⑧有黑棘皮病者；⑨既往有高血压、血脂异常或动脉粥样硬化性心脑血管病病史的患者；⑩有类固醇类药物使用史；⑪长期接受抗精神病药物和抗抑郁症药物治疗者。

具有以上任何一个糖尿病危险因素，均为糖尿病高危人群。首次筛查正常者，宜每3年至少筛查1次。

● 孕妇的筛查

首先在孕前评估患糖尿病的风险，推荐对所有首次产前检查的孕妇进行空腹血糖的筛查，具有糖尿病高危因素者需要在备孕时进行孕前糖尿病筛查。高危因素包括：①肥胖（尤其是重度肥胖）；②一级亲属患有2型糖尿病、冠心病、慢性高血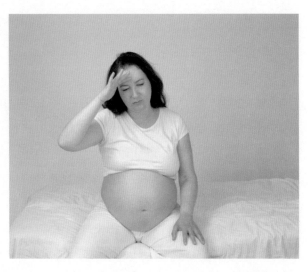压，高密度脂蛋白<1mmol/L和（或）甘油三酯>2.8mmol/L；③既往有妊娠期糖尿病或巨大儿分娩史；④多囊卵巢综合征史、早孕期空腹尿糖反复阳性；⑤年龄>45岁；⑥有无明显原因的多次自然流产史、胎儿畸形及死胎史、新生儿呼吸窘迫综合征分娩史等。

其次孕后筛查妊娠期糖尿病。对于妊娠期糖尿病高危人群第一次产检即应检查血糖，非高危人群于孕24~28周进行75g OGTT评估糖代谢状态，必要时可以于孕晚期再次进行血糖评估。

对于妊娠期糖尿病妇女，宜在产后4周~12周进行糖尿病筛查以评估糖代谢状态，产后1年再次进行筛查。筛查结果正常者，宜每3年至少重复一次糖尿病筛查，以确定是否发展为糖尿病或糖尿病前期（葡萄糖调节受损）。

» 得了糖尿病怎么办

虽然目前尚无根治糖尿病的方法，但只要能够做到早期诊断，早期治疗，积极防治并发症，许多患者是完全可以达到或接近正常人的寿命和生活质量的。

● 保持平和心态，寻求医师的帮助

应保持平和的心态，到正规医院专科积极寻求医师的帮助，做到及时诊治。其中治疗方法包括饮食疗法，运动疗法，药物治疗，糖尿病教育，定期监测血糖。作为综合治疗，以上各项措施缺一不可。饮食治疗是各型糖尿病治疗的基础；运动治疗辅助饮食治疗，提高整体健康水平；药物治疗在饮食和运动治疗的基础上协助和参与体内代谢过程，力争达到正常人糖代谢水平；糖尿病教育和血糖监测是以上治疗能否正确实施的保障。

● 合理饮食，适当运动，控制体重

超重和肥胖是2型糖尿病的两个主要的可逆转的危险因素。对于肥胖2型糖尿病，有效控制体重是治疗的第一步。通过调整并制订合理的饮食结构，控制总能量摄入量，合理调节各种营养素配比，增加运动量，强化体力活动在治疗中的积极作用，确定合适的运动量并长期坚持。

● 树立长期与疾病作斗争的决心，积极防治各种并发症

根据目前的医疗水平，只能做到有效控制，而达不到根治目的。试着将糖尿病看作生活的一部分，增强与糖尿病作长期斗争的决心，稳定情绪，增强自信心，做到"战术上重视它，战略上藐视它"，配合医师积极防治各种并发症。

≫ 糖尿病的治疗目的

糖尿病目前仍是不可根治的慢性疾病，需要终身治疗，只有明确糖尿病的治疗目的，糖尿病患者才能更好地配合治疗。

●糖尿病的治疗目的从临床预期上看分为以下7点

（1）严格控制血糖、血脂、血压及各项代谢异常，力争接近正常人水平。

（2）通过纠正不良生活方式和代谢紊乱，防止急性并发症的发生和降低慢性并发症的发生、发展的风险。

（3）满足机体各项生理功能需要，保持良好心态，提高生活质量。

（4）保证儿童和青少年糖尿病患者正常生长发育，身心健康。

（5）维持成年糖尿病患者正常工作、生活、学习。

（6）保证老年糖尿病患者生活质量，延年益寿。

（7）确保育龄期糖尿病女性正常妊娠和分娩。

●糖尿病的治疗目的从治疗过程来看应分为3个阶段

（1）有效降糖：使血糖从高血糖降至接近正常水平，降糖是首要和必需的目的。

（2）精细降糖：当血糖降至正常或接近正常水平时，精准、仔细、平稳地控制血糖，安全达标，防止低血糖是主要的目的。

（3）超越降糖：不能仅局限于控制血糖水平，还要提高患者的生活质量，综合管控糖尿病。对血脂、血压、体重、尿酸等多种危险因素进行综合管理，积极防治糖尿病大血管和微血管并发症。

糖尿病治疗的近期目标是有效、精细降糖；远期目标是超越降糖；最终目标是延长寿命，提高生活质量。

» 糖尿病是否可以缓解

很多糖尿病患者始终期盼糖尿病有朝一日可以被根治，但从现实上看，目前并不能被根治。近年来大量研究结果显示，通过生活方式干预、药物治疗及代谢手术能够促进合并超重和肥胖的2型糖尿病缓解，使患者在较长一段时间内免于使用降糖药物，即我们平时所说的"蜜月期"。早期缓解糖尿病维持时间越长，越能降低糖尿病并发症的发生率及死亡率，提高患者的生活质量。中医饮食干预、传统运动、中药辨证治疗、针灸等有减重、降糖等多方面作用，有助于糖尿病的缓解。

▶2型糖尿病缓解的标准

研究显示，建议将停用降糖药物或单纯生活方式干预至少3个月后，HbA1c＜6.5%作为2型糖尿病缓解的主要标准。当HbA1c不能反映真实血糖水平时，可以用空腹血糖＜7.0mmol/L或通过动态血糖监测估算的HbA1c＜6.5%作为替代标准。

在确定处于糖尿病缓解状态后，仍需要每3个月或6个月复查HbA1c、空腹血糖或通过动态血糖监测估算的HbA1c。

▶2型糖尿病缓解的基本条件

首先应排除特殊类型糖尿病，包括皮质醇增多症、生长激素瘤、胰高血糖素瘤及一些遗传因素导致的糖尿病；其次排除自身免疫性糖尿病；最后要排除2型糖尿病中胰岛功能较差、并发症较重、病程较长（＞5年）的患者。

具体可通过以下五个方面综合评估患者是否满足2型糖尿病缓解

的基本条件：①谷氨酸脱羧酶抗体及其他胰岛相关抗体阴性，无自身胰岛破坏的免疫反应；②BMI≥25kg/m²，（或腰围男性＞90cm、女性＞85cm）；③胰岛β细胞功能尚可，空腹C肽≥1.1ng/ml、餐后2hC肽≥2.5ng/ml；④无心血管疾病、严重视网膜病变、慢性肾病等严重并发症；⑤糖尿病病程≤5年。

▶ 2型糖尿病缓解的方法

● 强化生活方式干预

包括饮食营养治疗和运动干预。针对超重和肥胖的2型糖尿病患者，在医师的指导下，限能量饮食配合运动、低糖类饮食、极低能量饮食、间歇性断食、生酮饮食均有助于早期2型糖尿病的缓解。运动干预方面，推荐有氧运动结合抗阻运动方案。

● 药物干预

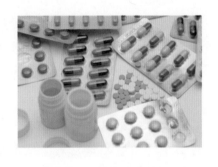

药物干预是缓解2型糖尿病的有效手段之一。①减重药物：奥利司他是我国唯一被批准用于身体质量指数（BMI）管理的减重药物，建议用于BMI≥27kg/m²的2型糖尿病患者，且该药具有减轻体重、维持体重和预防反弹的作用。②降糖药物：a. 非胰岛素降糖药物：对于HbA1c不达标且强化生活方式干预措施未有效落实的2型糖尿病患者，可以短期辅助应用有效减轻体重的药物，如钠-葡萄糖共转运蛋白2（SGLT-2）抑制剂、胰高血糖素样肽-1（GLP-1）受体激动剂、二甲双胍等。b. 胰岛素：对于严重高糖状态的新诊断糖尿病患者，短期胰岛素强化治疗有一定疗效。

● 代谢手术

对于BMI≥32.5kg/m²的2型糖尿病患者，如非手术治疗措施不能有效减轻体重和改善代谢紊乱，可考虑采用代谢手术缓解2型糖尿病。

» 糖尿病是可以预防的

糖尿病作为一种主要由不良生活方式引起的疾病，通过规范生活方式是可以预防的。早期诊断、早期治疗，将糖尿病的危害降到最低，提高生活质量是糖尿病防治的主要任务。

● 一级预防

也称为初级预防，目标是控制2型糖尿病的危险因素，预防2型糖尿病的发生。主要措施包括：①积极了解糖尿病相关知识；②采用合理膳食、控制体重、适量运动、戒烟限酒、限盐等健康的生活方式；③高危人群要定期体检、关注血糖。通过以上措施，降低糖尿病的发病率。

● 二级预防

高危人群要进行糖尿病筛查以便及时发现糖尿病、及时进行健康干预等；已确诊的患者要预防糖尿病并发症的发生。主要措施包括：①高危人群首次筛查结果正常者应该每3年至少筛查1次；②注意血糖、血脂、血压的控制。

● 三级预防

指延缓2型糖尿病患者并发症的进展，降低致残率和死亡率，从而改善生活质量和延长寿命。主要措施包括：①继续控制血糖、血压及血脂，以延缓心血管、微血管并发症进展并降低死亡的风险；②对于已经出现严重糖尿病慢性并发症者，建议到相关专科进行治疗。

糖尿病是一种慢性终身性疾病，病情复杂，可因各种内、外因素的影响而发生变化，需长时间甚至终身用药，多数患者需要联合用药。在用药过程中，要与医师经常联系，多向医师咨询，以便早发现药物的不良反应，了解如何最大限度地减少不良反应。

≫ 糖尿病患者如何进行自我健康管理

糖尿病是可治可防的，糖尿病的早期发现及综合管理可以预防和控制糖尿病并发症，降低糖尿病的致残率及死亡率。那么糖尿病患者如何进行自我健康管理就显得尤为重要。

（1）生活方式管理。要注意饮食、运动、体重及戒烟管理，控制每日摄入的总热量，尽量不饮酒，超重、肥胖者需要增加运动量，每日运动时间不少于1h，每周不少于5天，通过消耗热量来减轻体重。

（2）血糖管理。要积极开展糖尿病的早期筛查，规范高血糖的非药物与药物干预，做好血糖监测、疗效评估，加强医患沟通及健康教育等内容。

（3）血压管理。降糖治疗的同时还应积极干预高血压，最大限度地降低患者发生心血管并发症的危险性。

（4）血脂管理。高胆固醇血症是动脉粥样硬化性心血管疾病的重要危险因素，当糖尿病合并血脂异常时，发生心血管事件的风险进一步增加。要控制饮食总热量摄入，减少饱和脂肪酸、反式脂肪酸和胆固醇的摄入。此外可适量增加鱼油、植物油、鱼类食品的摄入，增加体力活动，将体重控制在理想水平内也很必要。

（5）体重管理。超重和肥胖成人2型糖尿病患者的管理目标为减轻体重的5%～10%，其体重管理方式尽量采用生活方式干预及药物治疗，血糖仍然控制不佳者建议进行代谢手术治疗。

第二章

糖尿病的用药常识

TANGNIAOBING DE YONGYAO CHANGSHI

≫ 糖尿病患者应在专科医师的指导下用药

糖尿病病情复杂，可因内、外因素的影响而发生变化，需要长期甚至终身服药，多数患者需要联合用药。用药时间越长，不良反应发生的概率越大，所谓"是药三分毒"，无论是中药还是西药，进入人体后都需要经过肝脏解毒，肾脏排泄，许多降糖药物都在不同程度上对肝、肾、心造成一定的损害。此外，治疗糖尿病的药物由于疾病的性质、程度、患者自身的生理状态等的不同而不同。因此，一定要在专科医师的指导下尽早合理应用降糖药物，接受系统、正规、科学、规范、综合的个体化治疗。

用药的目的在于防治疾病，然而现实中却有很多的糖尿病患者道听途说，偏听偏信，用药不对症、剂量不合适、服药不及时等，这些都可能造成用药安全的问题。因此，正确的做法是患者积极到医院就诊，详细告知医师自己的患病史、家族史及身体不适症状，将自己最想要医师帮助解决的问题表述清楚。医师会根据患者年龄、体质、病情和药物反应的不同，从众多的药物中筛选出不良反应少、毒性小、效果好的药物。在用药过程中，要与医师经常联系、沟通，以便早期发现不良反应，获取有效降低药物副作用影响的专业指导。

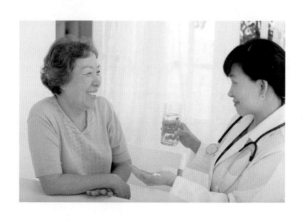

» 如何制订合理的用药方案

糖尿病患者的降糖治疗是复杂的过程，更应该强调个体化的治疗。建议患者结合自己的病情，认真听取专科医师的意见来执行降糖方案。

● 根据糖尿病的类型

1型糖尿病发现就应用胰岛素治疗；2型糖尿病治疗时应根据患者情况的不同来制订不同的治疗方案。若糖尿病初期，饮食、运动干预后血糖仍不达标（HbA1c≥7%），则应开始口服药物治疗；严重高血糖的新发病的2型糖尿病患者应及早给予胰岛素治疗，特殊类型糖尿病的治疗方式基本与1型糖尿病或2型糖尿病相同，同时要治疗基础疾病，祛除诱因；妊娠期糖尿病患者应避免使用口服降糖类药物，最安全有效的方法是使用胰岛素治疗。

● 根据胰岛功能及胰岛素抵抗程度

胰岛素分泌绝对不足的患者应采用胰岛素替代疗法，胰岛素抵抗程度严重的患者应在医师的指导下采用双胍类或GLP-1受体激动剂类药物。

● 根据血糖变化情况

患者在不同时间血糖的控制状况不同，应根据血糖变化情况选择用药。如餐后血糖高可适当加服α-葡萄糖苷酶抑制剂；由于感染等应激因素致使血糖明显上升应加服其他药物或直接改为胰岛素补充替代疗法。

● 根据是否具有急慢性合并症

糖尿病急性并发症或合并症的患者通常直接进入胰岛素治疗阶段。对于慢性合并症应根据情况采用不同的治疗方法，如合并心力衰竭、水肿的患者可以优先选择SGLT-2抑制剂治疗；合并轻、中度肾功能不全的患者可以优先选择SGLT-2抑制剂或GLP-1受体激动剂治疗；合并轻、中度肝功能不全的患者，可选择双胍类、噻唑烷二酮类等治疗；对于严重肝、肾功能不全的患者宜采用胰岛素治疗。

≫ 糖尿病患者血糖、血压、体重、血脂等方面的控制要求

▶ 糖尿病患者血糖控制的重要性

在保证人体正常生理需要的基础上，尽可能控制血糖接近正常水平，减少和延缓糖尿病并发症造成的危害，是医师和多数糖尿病患者的共识。但一些糖尿病患者却认为自己不难受了，口也不渴了，尿也不多了……糖尿病就好了。是不是糖尿病的症状改善了，糖尿病就好了呢？当然不是，虽然症状的改善可以反映糖尿病的治疗效果，但同时也必须监测血糖情况。严格控制血糖和代谢可以减少和延缓糖尿病慢性并发症的发生和发展，提高患者的生活质量，延长寿命。

近期控制血糖的重要性在于消除高血糖症状，如多饮、多食、多尿、消瘦，不发生酮症酸中毒等急性并发症，维持正常的机体生长发育。远期控制血糖的重要性在于预防或延缓糖尿病慢性并发症的发生和发展，如心、脑、肾、眼、神经等并发症，维持较好的健康状况。

▶ 中国2型糖尿病综合控制目标

2型糖尿病患者以血糖升高为主要表现，多合并高血压、肥胖、血脂异常等代谢综合征。因此，糖尿病患者不仅要求在一天任意时间血糖要达标，还要求血压、血脂、体重等方面都达标。合理的糖尿病治疗方案应将降糖、降压、调脂、减重、改善心肾功能及改善生活方式相结合，力求做到重点突出，统筹兼顾（表2-1）。

表2-1　中国2型糖尿病的控制目标

检测指标	目标值
毛细血管血糖（mmol/L）	4.4～7.0（空腹）
	＜10.0（非空腹）
糖化血红蛋白（%）	＜7.0
血压（mmHg）	＜130/80
总胆固醇（mmol/L）	＜4.5
高密度脂蛋白胆固醇（mmol/L）	＞1.0（男性）
	＞1.3（女性）
甘油三酯（mmol/L）	＜1.7
低密度脂蛋白胆固醇（mmol/L）	＜2.6（未合并冠心病）
	＜1.8（合并冠心病）
体质指数（kg/m^2）	＜24.0

注：选自2020年版（中华医学会糖尿病学分会主编）《中国2型糖尿病防治指南》

▶中国1型糖尿病患者的血糖控制目标

控制高血糖和防止低血糖是1型糖尿病血糖控制的两大目标，目前公认的血糖控制标准为：在发生低血糖最低风险的情况下，应使患者的血糖尽可能接近正常水平（表2-2）。

表2-2　中国1型糖尿病患者的血糖控制目标

观察指标		控制目标
血糖（mmol/L）	空腹或餐前	4.0～7.0
	餐后	5.0～10.0
	睡前或凌晨	4.4～7.8
糖化血红蛋白（%）		＜7.0

续表2-2

观察指标		控制目标
葡萄糖目标范围内时间（%）		＞70
葡萄糖低于目标范围时间（%）	＜3.9mmol/L	＜4
	＜3.0mmol/L	＜1
葡萄糖高于目标范围时间（%）	＞10.0mmol/L	＜25
	＞13.9mmol/L	＜5

注：选自2021年版（中华医学会糖尿病学分会主编）《中国1型糖尿病诊治指南》。

葡萄糖目标范围内时间：24h内葡萄糖在目标范围内（通常为3.9～10.0 mmol/L，妊娠患者为3.5～7.8mmol/L）的时间或其所占的百分比。

葡萄糖低于目标范围时间：24h内葡萄糖低于3.9mmol/L的时间或其所占的百分比。

葡萄糖高于目标范围时间：24h内葡萄糖高于10.0mmol/L的时间或其所占的百分比。

以下情况建议HbA1c控制目标为＜7.5%：不能准确识别低血糖、低血糖发作频繁、既往有严重低血糖或医疗资源落后地区的1型糖尿病儿童或青少年、老年人。

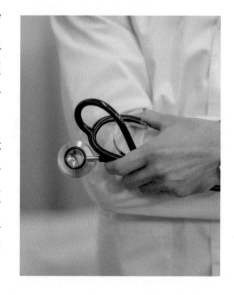

老年人/高风险者建议葡萄糖目标范围内时间＞50%；老年人/高风险者建议＜3.9mmol/L的葡萄糖低于目标范围时间＜1%；老年人/高风险者建议＞13.9mmol/L的葡萄糖高于目标范围时间＜10%。

» 常用降糖西药的相关知识

糖尿病的相关降糖药物多基于纠正胰岛素抵抗和胰岛素分泌受损两个病理改变以达到降糖的目的，在2型糖尿病的病程中，胰岛β细胞功能逐渐减退，对外源性血糖控制手段的依赖也逐渐增大。当饮食、运动不能使血糖控制达标时，应及时采用口服或（和）注射类降糖药物治疗。

▶ 口服降糖药

● 双胍类

双胍类药物主要通过减少肝脏葡萄糖的输出、改善外周胰岛素抵抗、减少小肠内葡萄糖吸收、促进葡萄糖向肠道排泄而降低血糖。目前临床上使用的双胍类药物主要是二甲双胍，许多国家和国际组织制定的糖尿病诊治指南均推荐二甲双胍作为2型糖尿病患者控制高血糖的一线用药和药物联合中的基本用药。二甲双胍能使HbA1c下降1.0%~1.5%，并可减轻体重。

市面上二甲双胍的剂型较多，包括普通片、缓释片/胶囊、肠溶片/胶囊。不同剂型之间的主要区别在于给药后药物溶出和释放行为差异，普通片在胃内释放，溶出速度较快，胃肠道反应最明显；缓释片/胶囊在胃肠道释放、肠溶片/胶囊在肠道内缓慢地溶出、释放，较普通片剂来说，胃肠道不良反应较轻。

（1）盐酸二甲双胍片

【临床应用】适用于单纯饮食控制及体育锻炼治疗无效的2型糖尿病患者，特别是肥胖的2型糖尿病。此外，二甲双胍是控制高血糖的基础治疗药物，可作为2型糖尿病的首选一线降糖药物，并一直保留在

27

治疗方案中。二甲双胍可与其他任何降糖药物联合应用，以进一步改善血糖控制。本品半衰期约为5.1h，每日2000mg可维持血药浓度24h以上。

【用法用量】应从最小剂量开始使用，起始剂量为每次250mg，每日2～3次；或每次500mg，每日2次；或每次850mg，每日1次，于餐中或饭后服用。根据患者状况，逐渐增加剂量，可每周增加500mg，或每2周增加850mg，逐渐加至每日2000mg，随三餐分次服用。成人最大推荐剂量为每日2550mg，即每次850mg，每天3次。

（2）盐酸二甲双胍缓释片/胶囊

【临床应用】

适用于2型糖尿病患者。推荐因不习惯每日多次服药而经常漏服药物的患者，不希望在白天工作时服药的上班族，每日服用各类药物较多的老午人或使用二甲双胍普通片血糖控制较好，

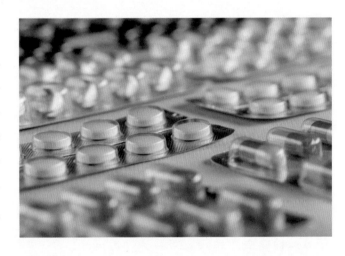

但胃肠道不良反应严重的患者。

【用法用量】二甲双胍缓释片起始剂量为500mg，每日1次，随晚餐服用，不得掰开、碾碎或咀嚼。如果无明显胃肠道反应，可逐步增加至2000mg，每日1次。如果不能耐受，可以考虑1000mg，每日2次，随餐服用。每日最大剂量不得超过2000mg。使用二甲双胍缓释片可明显提高胃肠道耐受性和用药依从性。

（3）盐酸二甲双胍肠溶片/胶囊

【临床应用】适用于2型糖尿病患者，由于其在肠道内崩解释放，服用二甲双胍片胃肠道不良反应较明显的患者可选择此种剂型，能减轻

胃肠道不良反应。

【用法用量】成人起始剂量为250mg，每日2～3次，餐前30min服用，一般每日1000～1500mg，最多每日不超过2000mg。

注：盐酸二甲双胍缓释片/胶囊、盐酸二甲双胍肠溶片/胶囊主要成分均为盐酸二甲双胍，不良反应及注意事项与盐酸二甲双胍片相同。

【不良反应】

①最常见的不良反应是胃肠道反应，包括恶心、呕吐、腹泻、腹痛和食欲不振，建议从小剂量开始逐渐加量，或餐后服用可更耐受；

②治疗剂量范围内，引起乳酸性酸中毒可能性较低；

③长期使用二甲双胍会引起维生素B_{12}缺乏。

【注意事项】

①与胰岛素或胰岛素促泌剂联合应用时，有发生低血糖的风险；

②禁用于严重的肾衰竭患者。接受血管内注射碘化造影剂者，应暂停使用本品，检查完成至少48h后复查肾功能，无恶化可继续使用；

③肝脏疾病者应避免使用本品；

④严重感染，近期发作的休克、心梗，外伤，外科大手术，临床有低血压和缺氧等患者禁用；

⑤10岁以下儿童、妊娠及哺乳期妇女禁用；

⑥对盐酸二甲双胍过敏者禁用；

⑦各种病因导致的酸中毒患者禁用；

⑧酗酒者，维生素B_{12}、叶酸缺乏未纠正者禁用。

● 磺脲类药物

磺脲类药物属于胰岛素促泌剂，可以选择性作用于胰岛β细胞，通过刺激胰岛素分泌、抑制胰高血糖素分泌、减少肝糖输出发挥降糖作用。单独应用磺脲类药物可使HbA1c降低1.0%～2.0%，平均降低1.5%。磺脲类口服降糖药物主要包括第一代的甲苯磺丁脲、氯磺丙脲；第二代的格列本脲、格列吡嗪、格列齐特及格列喹酮；第三代的格列美脲。目前临床常用的是第二代和第三代产品。

▶第二代磺脲类降糖药物

（1）格列本脲片

【临床应用】最早应用于临床的第二代磺脲类降糖药物。适用于单用饮食控制疗效不满意的轻、中度2型糖尿病，糖尿病患者胰岛β细胞有一定的分泌胰岛素功能，并且无严重的并发症。但由于易引发低血糖反应，目前在临床上一般不作为首选用药。本品半衰期为10h，作用持续24h。

【用法用量】起始剂量为2.5mg，早餐前及午餐前各1次；轻症患者起始剂量为1.25mg，每日3次，三餐前服用，7日后每日递增2.5mg。一般用量为每日5～10mg，最大用量每日不超过15mg。

（2）格列齐特片/缓释片

【临床应用】用于轻、中度2型糖尿病，尤其是合并有微血管病变者，也适用于老年人。本品降糖作用较强。还可减少血小板聚集及降低血黏度，改善脂质代谢紊乱。本品半衰期为12～20h，吸收完全，饮食不影响吸收速度及程度。

【用法用量】片剂：起始剂量为每次40～80mg（半片～1片），每日1～2次，以后根据血糖水平调整至每日80～240mg（1～3片），分2～3次服用，待血糖控制后，每日改服维持量。缓释片：每次30～120mg，每日1次，建议早餐时吞服，规格为60mg/片的缓释片可掰成2个半片服用。老年患者酌减。

（3）格列吡嗪片/控释片/缓释胶囊

【临床应用】适用于经饮食控制及体育锻炼2～3个月疗效不满意的轻、中度2型糖尿病。对老年糖尿病患者的降血糖效果较好。本品完全由肠道吸收，半衰期约5h，常规剂量可持续降糖10h左右，第2天全部代谢产物排出体外，不会造成药物蓄积性低血糖。

【用法用量】①普通片：单用饮食疗法失败者，起始剂量为每日2.5～5.0mg，餐前30min服用，以后根据血糖及尿糖的情况增减剂量，每次增减2.5～5mg，每日最大剂量不超过20～30mg，分2～3次餐前口服。已使用过磺脲类降糖药治疗者，停用其他磺脲类药物3天，复查血糖后开始服用本品，从5mg起逐渐加大剂量，直至产生理想疗效。每日最大剂量不超过30mg。②控释片：推荐早餐时服药1次，推荐初始剂量为5mg，以后根据每周测定血糖值或者每2个月测HbA1c调整剂量。多数患者每日5～10mg可有效控制血糖，每日最大剂量为20mg。③缓释胶囊：早餐前30min服用，每次10mg，每日1次，每日最大推荐剂量为20mg。

（4）格列喹酮片

【临床应用】适用于轻、中度2型糖尿病，尤其是糖尿病肾病轻、中度肾功能损害者，也适用于老年人。本品口服吸收较快，其中95%从胆道经肠道排泄，仅5%经肾脏排泄。本品半衰期为1.5h，降糖持续时间为5～8h，2～3h降糖作用开始下降。

【用法用量】餐前服用。根据患者个体情况，一般日剂量为15～180mg。日剂量30mg以内者可于早餐前一次服用，大于此剂量者可酌情分为早、晚或早、中、晚分次服用。治疗量应从15～30mg开始，根据血糖情况逐步加量，每次加量15～30mg。如原已服用其他磺脲类药物改用本品时，可按相同量开始，按上述量逐渐加量调整。日最大剂量一般不超过180mg。

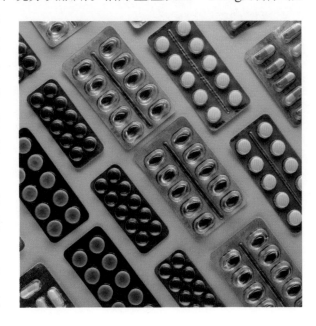

注：上述四种第二代磺脲类降糖药的不良反应与注意事项大致相同。

【不良反应】常见胃肠道反应，还可见低血

糖、骨髓抑制、粒细胞减少、血小板减少、严重黄疸及肝功能损害等。

【注意事项】

①禁用于1型糖尿病，糖尿病昏迷或昏迷前期，糖尿病并发酮症或酸中毒，对磺胺类、磺脲类药物过敏者，妊娠、哺乳期及晚期尿毒症患者；

②甲状腺功能异常者、老年人，以及体质虚弱、高热、恶心和呕吐者慎用；

③糖尿病患者合并肾脏疾病，肾功能轻度异常时，尚可使用。但是当有严重肾功能不全时，则应改用胰岛素治疗为宜；

④若发生低血糖，一般只需进食糖果或甜饮料即可纠正，如仍不见效，应马上就医。少数严重者可静脉给予葡萄糖；

⑤胃肠道反应一般为暂时性的，随着治疗继续而消失，一旦有皮肤过敏反应，应停用，换用其他降糖药或胰岛素。

▶第三代磺脲类降糖药物

●格列美脲片

【临床应用】对单纯饮食和运动治疗后血糖控制不理想或对部分继发性磺脲类药物失效的2型糖尿病患者仍有效，尤其是与胰岛素合用时，可减少胰岛素用量。格列美脲半衰期为5~8h，作用时间约为24h，属于长效制剂，主要通过刺激胰岛β细胞释放胰岛素发挥降低血糖浓度的作用，还可以增加组织对胰岛素的敏感性。与其他磺脲类药物相比，较少引起严重的低血糖，且对心血管系统的影响更小。口服后可以迅速被完全吸收，空腹或进食对吸收无明显影响。

【用法用量】起始剂量为每日1mg；如有必要，可增加每日剂量。建议定期监测血糖以进行剂量调整，建议剂量应逐渐增加，例如每隔1~2周，逐步增加剂量至每日2mg、3mg、4mg、6mg。糖尿病控制良好的患者，通常每日剂量为1~4mg。每日剂量大于6mg仅对少数患者更有效。

【不良反应】

①本药物可引起低血糖；

②消化系统症状：恶心、呕吐，腹泻、腹痛等；

③血清肝脏转氨酶升高；

④皮肤过敏反应，如瘙痒、红斑、荨麻疹等，头痛、乏力、头晕少见。

【注意事项】

①早期易出现低血糖症状，如头痛、兴奋、失眠、震颤和大量出汗，应及时采取措施；

②避免饮酒，以免引起类戒断反应；

③对格列美脲有过敏史者禁用，糖尿病酮症酸中毒伴有或不伴有昏迷者禁用；

④孕妇、分娩期妇女、哺乳期妇女禁用；

⑤重度肝损伤者禁用；

⑥定期进行肝功能和血液学检查（尤其是白细胞和血小板）。

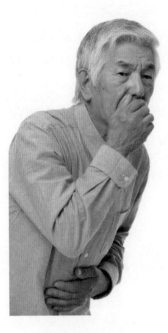

●格列奈类药物

格列奈类药物为非磺脲类胰岛素促泌剂，其通过与胰岛β细胞膜上的特异性受体结合，促进储存的胰岛素分泌而降低餐后血糖。格列奈类药物可显著增强早时相胰岛素分泌，从而控制餐后高血糖；同时能够避免高胰岛素血症，降低低血糖风险。临床常见瑞格列奈片、那格列奈片、米格列奈钙片等。格列奈类口服降糖药可使HbA1c降低0.5%~1.5%。

（1）瑞格列奈片

【临床应用】用于饮食控制、降低体重及运动锻炼不能有效控制高血糖的2型糖尿病患者。瑞格列奈片可与二甲双胍合用。与各自单独使用相比，两者合用对控制血糖有协同作用。瑞格列奈代谢产物绝大部分经过胆汁进入消化道由粪便排出，其余部分（＜8%）经由肾脏排泄，仅0.1%以原型排出，一般4～6h后体内药物就完全被清除出体外，因此，在肾功能不全的患者中亦可应用。

【用法用量】通常在餐前15min内服用本药，服药时间也可掌握在餐前30min内。推荐起始剂量为0.5mg，最大的推荐单次剂量为4mg，随餐服用。但最大日剂量不应超过16mg。

（2）那格列奈片

【临床应用】可以单独用于经饮食与运动不能有效控制高血糖的2型糖尿病。使用二甲双胍不能有效控制高血糖的患者可将那格列奈片与二甲双胍联合应用，但不能替代二甲双胍。那格列奈的代谢产物几乎无降糖活性，主要由肾脏清除，大部分由尿液排出。

【用法用量】口服。通常成年人每次60～120mg（2～4片），每日3次，餐前1～15min以内服用。建议从小剂量开始，并定期根据HbA1c或餐后1～2h血糖检测结果调整剂量。

（3）米格列奈钙片

【临床应用】用于改善2型糖尿病患者餐后高血糖（仅限用于经饮食、运动疗法不能有效控制血糖的患者，或在饮食、运动疗法的基础上加用α-葡萄糖苷酶抑制剂后仍不能有效控制血糖的患者）。给药后14～17min可达到最高血药浓度，半衰期约1.2h。

【用法用量】餐前5min内口服。通常成人每次10mg（2片），每日3次。可根据患者的治疗效果酌情调整剂量。

格列奈类药物的不良反应与注意事项大致相同。

【不良反应】

常见为低血糖反应，通常较轻微。其次为胃肠道反应，如轻微恶心、上腹不适、腹泻等。少数有皮肤过敏反应。极少数可能发生伴随谷草转氨酶、谷丙转氨酶、丙酮酸等升高的肝功能不全。

【注意事项】

①1型糖尿病患者，伴有或不伴有昏迷的糖尿病酮症酸中毒患者，妊娠期或哺乳期妇女，18岁以下儿童禁用；

②重度肝功能异常者禁用；

③不进餐不服药。注意监测餐后血糖；

④已知对药物中的任何赋型剂过敏的患者禁用。

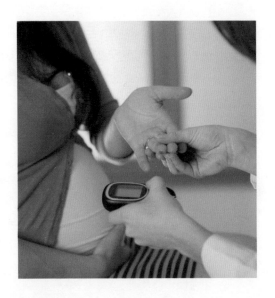

● 噻唑烷二酮类药物

噻唑烷二酮类药物主要通过增加肝脏、肌肉、脂肪组织对胰岛素作用的敏感性，从而降低血糖。目前我国上市的噻唑烷二酮类药物主要有吡格列酮、罗格列酮及其与二甲双胍的复方制剂。该类降糖药可使HbA1c下降0.7%～1.0%，在单独使用时，不增加低血糖风险，但当与胰岛素或胰岛素促泌剂联合应用时增加低血糖发生的风险。

（1）吡格列酮

【临床应用】适用有胰岛素抵抗的2型糖尿病患者，可单独使用，也可与双胍类或胰岛素联合应用。给药后2h可达血药浓度峰值，食物会将此时间延后1～2h，但不影响吸收率，半衰期为3～7h。

【用法用量】口服，每次15～30mg，每日1次，服药与进食无关，可根据病情遵医嘱加量至每次45mg，每日1次。

（2）罗格列酮

【临床应用】本品适用于饮食、运动控制血糖仍不佳的2型糖尿病患者。胰岛素抵抗明显患者，可单一服用本品，或与二甲双胍、磺脲类药物联合应用。给药后1h血药浓度达到峰值，生物利用度达99%，半衰期为3～4h。

【用法用量】本品空腹或进餐时服用，本品的起始用量为4mg，每次1片，每日1次。经8～12周的治疗后，若空腹血糖控制不理想，可加量至8mg，每日1次或分2次服用。

注：吡格列酮与罗格列酮为同类降糖药，其不良反应与注意事项大致相同。

【不良反应】

①有发生低血糖的风险，密切监测血糖；

②常见有体重增加、水肿等，老年患者可能有轻中度水肿及轻度贫血；

③可引起肝功能异常；

④骨折发生率升高；

⑤可引起心脏肥大，诱发心力衰竭。

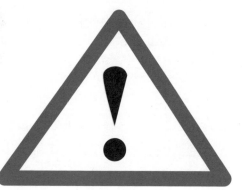

【注意事项】

①妊娠、哺乳期妇女及未满18岁的青少年禁用；

②心力衰竭患者禁用；

③严重骨质疏松症或有骨折病史的患者禁用；

④对吡格列酮或罗格列酮过敏者禁用；

⑤有活动性肝脏疾病的临床表现或谷丙转氨酶及谷草转氨酶升高大于正常值上限2.5倍的患者禁用；

⑥严重酮症、糖尿病性昏迷或昏迷前期、1型糖尿病患者禁用；

⑦严重肾功能障碍的患者禁用；

⑧严重的感染症、手术前后或严重创伤的患者禁用。

● α-糖苷酶抑制剂

α-糖苷酶抑制剂通过抑制糖类在小肠上部的吸收而降低餐后血糖，适用于以糖类为主要食物成分的餐后血糖升高的患者。国内上市的α-糖苷酶抑制剂有阿卡波糖、伏格列波糖和米格列醇。

（1）阿卡波糖

【临床应用】用于单纯饮食治疗血糖控制不佳的患者，其降低餐后血糖效果较好。主要抑制蔗糖酶、排糖淀粉酶及胰腺α-淀粉酶，消除半衰期约为2h。

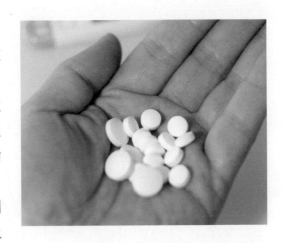

【用法用量】一般起始剂量为每次50mg，每日3次。之后用量逐渐增加至每次100mg，每日3次，于进餐时或与开始几口饭同时嚼碎吞下。

（2）伏格列波糖

【临床应用】用于降低糖尿病患者餐后高血糖。主要抑制蔗糖酶、麦芽糖酶，几乎不被人体吸收，无代谢过程，98%以原型从粪便排泄。

【用法用量】通常成人每次0.2mg，每日3次，饭前口服，服药后立即进餐，疗效不显著可将每次用量增至0.3mg。

（3）米格列醇

【临床应用】用于降低糖尿病患者餐后高血糖。对各类α-葡萄糖苷酶皆有抑制作用，对蔗糖酶和葡萄糖淀粉酶作用最强，可被人体吸收，消除半衰期约为2h。

【用法用量】推荐的初始剂量为25mg，每日3次。此后逐渐增加用量，维持剂量为50mg，每日3次。米格列醇的剂量必须参照其疗效与患者耐受量具体而定，最大推荐量100mg，每日3次。

注：上述三种α-糖苷酶抑制剂类药物的不良反应与注意事项相同。

【不良反应】

①常见腹胀、肠鸣音亢进、排气过多，极少患者见腹痛；

②个别患者可能出现红斑、皮疹、荨麻疹。

【注意事项】

①对阿卡波糖、伏格列波糖和米格列醇过敏者禁用；

②糖尿病昏迷及昏迷前期、酸中毒或酮症患者禁用；

③有明显消化和吸收障碍的慢性胃肠功能紊乱患者禁用；

④严重疝气、肠梗阻和肠溃疡患者禁用；

⑤严重肾功能不全患者禁用；

⑥孕妇及哺乳期妇女禁用；

⑦应用α-糖苷酶抑制剂出现低血糖时，应口服葡萄糖或蜂蜜纠正低血糖反应，而不宜使用蔗糖或淀粉类食物。

● 二肽基肽酶Ⅳ（DPP-4）抑制剂

DPP-4抑制剂通过抑制DPP-4而减少GLP-1在体内的失活，使内源性GLP-1水平升高。GLP-1以葡萄糖浓度依赖的方式增加胰岛素分泌，抑制胰高血糖素分泌。目前已经在国内上市的DPP-4抑制剂为西格列汀片、维格列汀片、沙格列汀片、利格列汀片、苯甲酸阿格列汀片和多格列艾汀片。临床研究显示，单独使用DPP-4抑制剂不增加低血糖发生的风险，也不增加体重，还有轻度的调脂降压作用。

（1）西格列汀片

【临床应用】单药配合饮食控制和运动或与盐酸二甲双胍、磺脲类或胰岛素联合应用改善2型糖尿病患者的血糖控制。本品药物半衰期为12.4h，属于长效制剂，绝对生物利用度达87%，体内代谢较少，主要以原型从肾脏排泄。

【用法用量】①成人剂量：单药或与二甲双胍联合治疗或与磺脲类药物联合治疗（加用或不加用二甲双胍）或与胰岛素联合治疗（加用或不加用二甲双胍）的推荐剂量为100mg，每日1次，可与或不与食物同服。②肾损害的患者在开始本品治疗前应评估肾功能，并在开始治疗后进行定期评估，根据eGFR的水平调整剂量。

（2）维格列汀片

【临床应用】饮食运动疗法效果不佳时可做单药治疗，或与双胍、

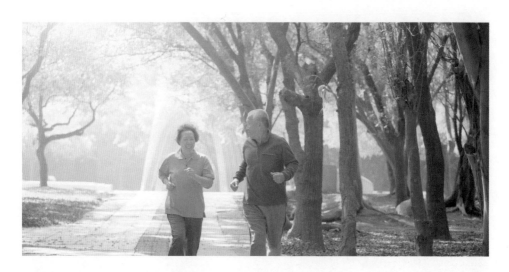

磺脲类及胰岛素等药物联用。本品药物半衰期为1～2h，几乎不经肝脏代谢，代谢产物无活性，因此需要每日2次给药。

【用法用量】成人推荐给药剂量为每次50mg，每日2次（早晚各1次）。与磺脲类药物合用，推荐剂量为每次50mg，每日1次，建议早晨给药，并可考虑使用较低剂量的磺脲类药物以降低低血糖症的风险。本品可以餐时服用，也可以非餐时服用。轻度肾功能不全患者无须调整给药剂量，中度或重度肾功能不全患者或进行血液透析的终末期肾病患者中的推荐使用剂量为每次50mg，每日1次。

（3）沙格列汀片

【临床应用】可作为单药治疗联合饮食运动控制血糖。可与盐酸二甲双胍、胰岛素联用，在饮食和运动基础上改善血糖控制。本品及其活性成分血药浓度达峰时间为2～4h，两者血浆半衰期为2～3h，但通过共价键与DPP-4活性部位结合，由于共价键解离过程慢，降糖作用时间长于半衰期，故不用多次给药。本品及其活性成分部分通过肾脏消除。

【用法用量】①推荐剂量为每次5mg，每日1次，服药时间不受进餐影响，沙格列汀片不可切开或掰开服用。②肾功能不全患者在本品治疗前建议评估肾功能，并且在常规治疗的同时，定期评估肾功能。根据eGFR水平调整剂量。③肝功能受损患者无须进行剂量调整。

（4）利格列汀片

【临床应用】饮食运动疗法效果不佳时可做单药治疗，或与双胍类、磺脲类及胰岛素等药物联用。本品半衰期＞12h，仅有5%从肾脏排泄。

【用法用量】成人推荐剂量为每次5mg，每日1次，可在每天任意时间服用，肝、肾功能不全的患者使用利格列汀片时不需要调整剂量。

（5）苯甲酸阿格列汀片

【临床应用】单药或与二甲双胍联用以改善2型糖尿病患者的血糖控制。本品药物半衰期为12～21h，绝对生物利用度约为100%，体内代谢较少，76%以原型从肾脏排泄。

【用法用量】推荐剂量为每次25mg，每日1次，可每天任意时间服用，可与或不与食物同服。与促泌剂及胰岛素联用时注意观测血糖，以防止低血糖。肝功能不全者慎用此类药物。轻度肾功能不全者无须调整剂量，中度肾功能不全者推荐剂量为每日12.5mg，重度肾功能不全者推荐剂量为每日6.25mg。

（6）多格列艾汀片

【临床应用】单药或与二甲双胍联用以改善2型糖尿病患者的血糖控制。

【用法用量】每次75mg，每日2次，早餐前和晚餐前1h内任何时间服用。肾功能不全者无须调整剂量。轻度肝功能不全者无须调整剂量，中、重度肝功能不全者不推荐使用。老年患者无须调整剂量。

注：上述六种DPP-4抑制剂类药物的不良反应和注意事项大致相同。

【不良反应】

①常见为腹痛、腹泻、恶心、眩晕等，少见的包括胰腺炎、肝酶升高、上呼吸道感染、鼻咽炎、关节痛等。

②极少数出现过敏反应、血管神经性水肿、剥脱性皮损；罕见皮疹、过敏反应、肌痛或关节痛、鼻咽炎、腹泻、咳嗽、胰腺炎，以及心

电图T波异常、白细胞计数降低、血尿酸升高等。

【注意事项】

①1型糖尿病、糖尿病酮症酸中毒、妊娠期及哺乳期妇女、儿童禁用。老年患者无须随年龄调整剂量。

②不推荐既往胰腺炎病史患者应用，如服用过程出现疑似胰腺炎症状，建议停药，并立刻就医。

③若漏服且没到下次服用时间可立即加服，若马上到预定服药时间则无须补服。与促泌剂及胰岛素联用时注意观测血糖，防止低血糖。

④有心力衰竭危险因素的患者，应用沙格列汀及苯甲酸阿格列汀时观察患者是否出现心力衰竭症状及体征，如有则立刻停药就医。

● SGLT-2抑制剂

SGLT-2抑制剂是一类近年受到高度重视的新型口服降糖药物，可抑制肾脏对葡萄糖的重吸收，降低肾糖阈，从而促进尿糖的排出。单独应用该类药物可以降低HbA1c 0.4% ~ 0.8%。SGLT-2抑制剂还具有一定的减轻体重和降压的作用，可使体重下降0.6 ~ 3.0kg。目前国内上市的SGLT-2抑制剂有达格列净、恩格列净、卡格列净、艾托格列净和脯氨酸恒格列净五种药物。SGLT-2抑制剂应用前应评估肾功能和血容量状态，之后在有临床指征时进行评估，必要时纠正血容量不足。不用于eGFR＜30mL/min/1.73m^{2}的患者；轻、中度肝功能受损患者使用时无须调整剂量，重度肝功能受损患者不推荐使用。

（1）达格列净

【临床应用】用于2型糖尿病成人患者，单药或联合盐酸二甲双胍、胰岛素等进行治疗；用于合并心力衰竭成人患者，射血分数降低的心力衰竭成人患者，降低心血管死亡和因心力衰竭住院的风险；还可用于慢性肾脏病的成人患者。本药给药后约2h可达血药浓度峰值，半衰期为12.9h，主要经肾消除途径清除。以临床常用剂量（10mg）治疗时，每日排糖量可达70g。

【用法用量】推荐起始剂量为每次5mg，每日1次晨服，不受进食限制。对于需加强血糖控制且耐受5mg每日1次的患者，剂量可增加至10mg，每日1次。

（2）恩格列净

【临床应用】用于2型糖尿病成人患者，单药或联合盐酸二甲双胍、磺脲类药物等进行治疗，是合并动脉粥样硬化心血管疾病、心力衰竭的糖尿病患者首选药物。本药给药后约1.5h可达血药浓度峰值，半衰期约为12.4h，经粪便或尿液消除。以每日10mg治疗时，每日排糖量为64g左右。

【用法用量】推荐剂量为每次10mg，每日1次晨服，空腹或进食后给药。在耐受本品并需要进一步控制血糖的患者中，剂量可以增加至每日25mg。

（3）卡格列净

【临床应用】本品在饮食和运动基础上，可做单药治疗。当单独使用二甲双胍血糖控制不佳时，本品可与二甲双胍、磺脲类药物联合使用，配合饮食和运动改善成人2型糖尿病患者的血糖控制。本药给药后1～2h可达血药浓度峰值，半衰期为11～13h，经粪便和尿液消除。以每日100mg治疗时，每日排糖量为100g左右。

【用法用量】推荐剂量起始为每次100mg，每日1次，当天第一餐前服用。对于耐受100mg每日1次的剂量、eGFR≥60mL/min/1.73m^{2}且需要额外血糖控制的患者，剂量可增加至每次300mg，每日1次。

（4）艾托格列净

【临床应用】单药可配合饮食控制和运动，改善成人2型糖尿病患者的血糖控制。在单独使用盐酸二甲双胍血糖控制不佳时，本品可与盐

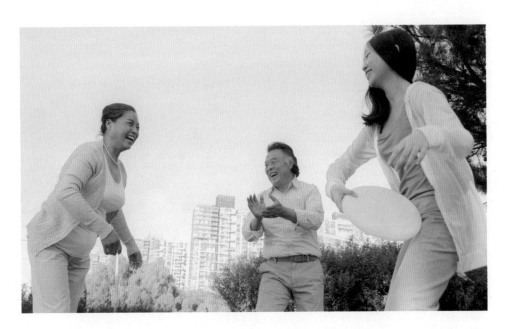

酸二甲双胍联合使用，配合饮食和运动改善成人2型糖尿病患者的血糖控制。本药给药后0.5～1.5h达到血药浓度峰值，半衰期为11～17h，经粪便和尿液消除。

【用法用量】推荐起始剂量为每次5mg，每日1次晨服，与食物同服或空腹服药。

（5）脯氨酸恒格列净

【临床应用】单药可配合饮食控制和运动，改善成人2型糖尿病患者的血糖控制。在单独使用盐酸二甲双胍血糖控制不佳时，本品可与盐酸二甲双胍联合使用，配合饮食和运动改善成人2型糖尿病患者的血糖控制。本药给药后1～2h可达血药浓度峰值，半衰期为9～14h，无药物蓄积，主要通过粪便及尿液消除，每日5mg或10mg药物24h排糖量分别为95.4g、98g。

【用法用量】推荐起始剂量为每次5mg，每日1次晨服，不受进食限制。对于需要加强血糖控制且耐受5mg每日1次的患者，本品剂量可增加至每次10mg，每日1次。

注：上述五种SGLT-2抑制剂类药物的不良反应与注意事项大致

相同。

【不良反应】

①生殖器霉菌感染：是最常见的不良反应，多为轻度至中度感染；

②泌尿系统感染：尿路感染多为轻度、中度，严重的肾盂肾炎和尿脓毒血症很少见；

③血容量不足：可见低血压和直立性低血压、体位性眩晕、昏厥前期、昏厥、脱水等；

④非高血糖的糖尿病酮症酸中毒：如果任何接受SGLT-2抑制剂的患者出现恶心、呕吐或其他不适症状，应监测其血酮，若确诊为糖尿病酮症酸中毒后应停用SGLT-2抑制剂；

⑤急性肾损伤：SGLT-2抑制剂治疗会提高患者急性肾损伤的风险，但其发生率低，停药后多可自行逆转；

⑥骨折：SGLT-2抑制剂可能对骨密度也有不利影响；

⑦截肢：尤其是SGLT-2抵制剂中的卡格列净可能会增加截肢的风险；

⑧皮肤过敏：如瘙痒、皮疹和红斑，大多发生在用药后的2周内；

⑨还可增加尿糖排泄，将会导致尿糖试验结果呈阳性。

【注意事项】

①1型糖尿病、糖尿病酮症酸中毒、重度肝肾功能不全、终末期肾病、透析患者、妊娠期及哺乳期妇女、儿童禁用；

②与利尿剂联合给药可导致尿量增加和尿频，从而可能增加血容量不足的风险；

③与胰岛素或胰岛素促泌剂联合给药可增加低血糖风险；

④有活动性膀胱癌的患者不推荐使用达格列净；

⑤应用此类药物应注意多饮水，勤排尿，保证生殖器洁净；

⑥老年患者和肾功能受损人群应定期监测血压，防止低血压；

⑦既往有截肢史，外周血管病变和神经病变患者应用时应观察下肢是否有感染、新发疼痛、疮或溃疡等情况，如有上述情况需立即停药。

●复方制剂

在目前市场口服降糖药不仅有单种制剂药物，还有复合制剂的药物。复合制剂可以减少患者服药次数和剂量，且药物之间可发挥协同效应，能起到更好的降糖效果。复合制剂的形成也遵从一个核心原则，即只要没有禁忌

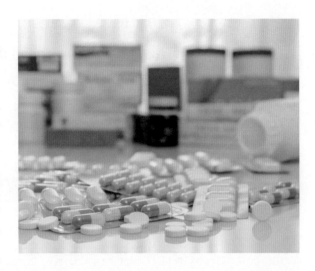

证，二甲双胍可以贯穿整个治疗方案。所以目前市面上的复合制剂也都是以二甲双胍为主导，搭配其他类型的药物进行治疗。

（1）DPP-4抑制剂/二甲双胍复合制剂

DPP-4抑制剂可以通过提高内源性GLP-1水平来促进胰岛β细胞分泌胰岛素，二甲双胍可以改善胰岛素抵抗的状态，两者在治疗机制上有一定的互补作用。适用于新诊断的较高血糖水平的2型糖尿病患者，每日服药次数≥3次或存在低血糖发作的患者，尤其是老年患者。常见的药物包括西格列汀二甲双胍片、二甲双胍维格列汀片、利格列汀二甲双胍片、沙格列汀二甲双胍缓释片。

西格列汀二甲双胍片

【临床应用】本品可配合饮食及运动干预，用于二甲双胍单药治疗效果不佳的2型糖尿病患者。

【用法用量】每片成分（西格列汀/二甲双胍）：50mg/500mg或50mg/850mg。每次1片，每日1～2次。可与或不与食物同服。与促泌剂及胰岛素联用时注意观测血糖，防止低血糖。

二甲双胍维格列汀片

【临床应用】对于正在接受维格列汀及二甲双胍的患者可更换为本品。用药方案简便，不增加患者体重。可配合饮食及运动治疗或用于二

甲双胍单药治疗达最大耐受剂量血糖仍控制不佳者。

【用法用量】每片成分（维格列汀/二甲双胍）：50mg/850mg。应用本品时应依据患者目前方案、疗效及药物耐受性进行个性化制订。维格列汀最大剂量不得超过每日100mg。常规给药方案为每次1片，每日1～2次。

利格列汀二甲双胍片

【临床应用】本品适合搭配饮食运动疗法用于治疗2型糖尿病患者，可在糖尿病早期应用以达到更好效果。

【用法用量】每片成分（利格列汀/二甲双胍）：2.5mg/500mg、2.5mg/850mg。依据自身二甲双胍用量，推荐每次1片，每日1～2次，利格列汀最大剂量不超过每日5mg，且剂量应逐渐递增以减少二甲双胍引起的胃肠道反应。

沙格列汀二甲双胍缓释片

【临床应用】本品可配合饮食及运动干预，用于治疗2型糖尿病患者，已分别使用两种药物的患者可更换为相同剂量本品。

【用法用量】每片成分（沙格列汀/二甲双胍）：5mg/1000mg、5mg/500mg、2.5mg/1000mg。本品用量应依据患者当前治疗方案确定，一般推荐晚餐时给药1次即可。若需要5mg沙格列汀，可先予5mg/500mg规格本品，随后可单独予双胍类药物逐渐加量治疗。每日最大给药量沙格列汀为5mg，二甲双胍为2000mg。与其他药物联用时，注意低血糖的发生。

注：DPP-4抑制剂/二甲双胍复合制剂临床上【不良反应】与【注意事项】参照DPP-4抑制剂和二甲双胍。

（2）磺脲类/二甲双胍复合制剂

磺脲类是目前常用的促进自身胰岛素分泌的降糖药物，二甲双胍可以改善胰岛素抵抗，两者联用可以具有较强大的降糖效果，使用过程中应注意低血糖的发生，适用于空腹C肽＞1.1ng/mL或大于正常参考范围下限、体形较瘦（BMI＜18.5kg/m^2）的患者。常见的药物包括二甲双胍格列齐特片、二甲双胍格列吡嗪片、二甲双胍格列本脲片/胶囊。

二甲双胍格列齐特片

【临床应用】当2型糖尿病患者以格列齐特联合盐酸二甲双胍片治疗时可用本品替代，防止药物漏服。

【用法用量】每片成分（格列齐特/二甲双胍）：40mg/250mg。本品应从小剂量开始应用，诱发低血糖风险较高，需密切关注血糖。成人初始剂量为每次1片，每日2～3次，后续依据血糖情况调整，一般每日4～6片，每日最多不超过8片。

二甲双胍格列吡嗪片

【临床应用】当2型糖尿病患者以格列吡嗪联合二甲双胍片治疗时可用本品替代。

【用法用量】每片成分（格列吡嗪/二甲双胍）：2.5mg/250mg。本品应根据有效性和耐受性进行个体化给药且不得超过最大推荐给药剂量，即每2000mg二甲双胍/20mg格列吡嗪。本品应与食物一起服用且从较低剂量开始给药，此后逐步增大剂量以免发生低血糖（主要由格列吡嗪引起），降低胃肠道不良反应（主要由二甲双胍引起）。

二甲双胍格列本脲片/胶囊

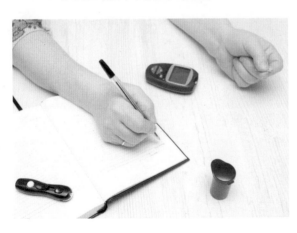

【临床应用】用于单纯饮食控制和（或）运动疗法血糖水平未得到满意控制的2型糖尿病患者。可作为单用磺脲类或二甲双胍治疗，血糖水平未得到满意控制的2型糖尿病患者的二线用药。

【用法用量】每片成分（格列本脲/二甲双胍）2.5mg/250mg；胶囊成分：每粒（格列本脲/二甲双胍）1.25mg/250mg。推荐开始剂量为每次2.5mg/500mg，每日2次。

对于服用过二甲双胍和（或）格列本脲的患者，本品第一次应用量不应超过以往相同药物的剂量以免诱发低血糖。每2周可加量一次，每次加量不超过5mg/500mg，每日最大剂量为20mg/2000mg。

注：磺脲类/二甲双胍复合制剂药物的【不良反应】与【注意事项】参照第二代磺脲类药物与二甲双胍。

（3）格列奈类/二甲双胍复合制剂

格列奈类药物可降低餐后血糖，二甲双胍可以改善胰岛素抵抗兼顾空腹血糖，两者联用可以具有较强大的降糖效果，适用于空腹C肽＞1.1ng/mL或大于正常参考范围下限、体形较瘦（BMI＜18.5kg/m²）的患者。常见的药物有瑞格列奈二甲双胍片。

瑞格列奈二甲双胍片

【临床应用】配合饮食控制和运动，用于改善成人2型糖尿病的血糖控制。适用于已经使用格列奈类和二甲双胍联合治疗的患者，或使用格列奈类或二甲双胍单药治疗而血糖控制不佳的患者。

【用法用量】每片成分（瑞格列奈/二甲双胍）：1mg/500mg、2mg/500mg。根据患者的情况个体化用药，每日2～3次。每日最大剂量不应超过8mg瑞格列奈/2000mg盐酸二甲双胍。每次的服用剂量不应超过4mg瑞格列奈/1000mg盐酸二甲双胍。通常在餐前15min以内服用，服药时间也可掌握在餐前30min内。

注：瑞格列奈二甲双胍片的【不良反应】与【注意事项】参照瑞格列奈和二甲双胍。

（4）噻唑烷二酮类/二甲双胍复合制剂

噻唑烷二酮类药物可以增加胰岛素敏感性，与二甲双胍联用可以发挥协同效应，达到更好降低血糖的效果。但存在增加体重的影响，不适用于肥胖的糖尿病患者。在饮食控制和运动的基础上，常见药物有吡格列酮二甲双胍片、马来酸罗格列酮二甲双胍片。

吡格列酮二甲双胍片

【临床应用】在饮食控制和运动的基础上，本品适用于伴明显胰岛素抵抗的2型糖尿病患者或二甲双胍单药治疗血糖不达标者的非超重的2型糖尿病患者。

【用法用量】每片成分（吡格列酮/二甲双胍）：15mg/500mg。常用起始剂量为每次1片，每日1~2次，根据治疗反应再逐渐增加剂量，不得超过吡格列酮和二甲双胍的最大推荐剂量。

马来酸罗格列酮二甲双胍片

【临床应用】在饮食、运动控制的基础上，本品适用于目前正在使用马来酸罗格列酮和二甲双胍联合治疗的患者或单用二甲双胍治疗后血糖控制不佳的患者。

【用法用量】本品治疗剂量应当根据个体化疗效和耐受性来确定，但每日不应超过马来酸罗格列酮/二甲双胍最大剂量8mg/2000mg。

（5）SGLT-2抑制剂/二甲双胍复合制剂

两种药物联用可以降低患者体重，具有明显改善胰岛素抵抗的效果。适用于接受SGLT-2抑制剂和二甲双胍联合治疗的患者。常见药物有二甲双胍恩格列净片。

二甲双胍恩格列净片

【临床应用】用于二甲双胍单药治疗血糖不达标或合并动脉粥样硬化性疾病及高危风险，伴有超重肥胖、高血压慢性肾脏疾病者，可协同降糖、减重、降压、降尿酸。

【用法用量】每片成分（恩格列净/二甲双胍）：5mg/500mg。应根据患者目前的治疗方案个体化决定本品起始剂量。

a. 如果患者是从二甲双胍更换为本品，起始剂量为含恩格列净5mg的本品；同时二甲双胍的每日总剂量与原治疗方案近似，分为每日2次随餐服用。

b. 如果患者是从恩格列净更换为本品，起始剂量为含盐酸二甲双胍500mg的本品；同时恩格列净的每日总剂量与原治疗方案近似，分为每日2次随餐服用。

c. 如果患者是从恩格列净与二甲双胍的联合用药更换为本品，则应保持恩格列净和二甲双胍每日总剂量与原治疗方案一致。

应根据治疗的有效性以及耐受性调整剂量，但不可以超出每日推荐的最大剂量。

注：二甲双胍恩格列净片的【不良反应】与【注意事项】参照恩格列净和二甲双胍。

▶胰岛素

胰岛素是由胰岛β细胞分泌的一种蛋白质激素，主要作用在肝脏、肌肉及脂肪组织，控制着糖类、蛋白质、脂肪三大营养物质的代谢和贮存。

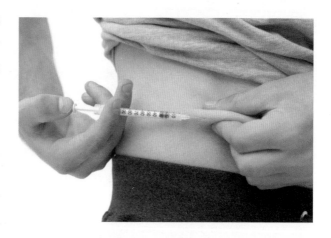

根据来源和化学结构的不同，胰岛素可分为动物胰岛素、人胰岛素和胰岛素类似物。根据作用特点的差异，胰岛素又可分为超短效胰岛素类似物、短效胰岛素、中效胰岛素、长效胰岛素、长效胰岛素类似物、超长效胰岛素类似物、预混人胰岛素、预混胰岛素类似物及双胰岛素类似物。

●胰岛素分类

（1）按照来源分类

①动物胰岛素

动物胰岛素主要包括猪胰岛素及牛胰岛素，是从动物的胰腺组织提取的胰岛素。动物胰岛素引起的不良反应较多，目前临床上已不常用，逐渐被人胰岛素、胰岛素类似物替代。

②人胰岛素

人胰岛素并不是从人体内提取的，而是借助基因技术合成的，其结构、功能与人体自身分泌的胰岛素相同，主要的生产方法有半合成人工胰岛素和生物合成人胰岛素，其中生物合成人胰岛素是目前最常用的合成人胰岛素的方法。目前人胰岛素有国产和进口之分。人胰岛素注射后吸收较快，作用时间略短，体内一般不产生针对胰岛素的抗体，生物活性有所提高。

③胰岛素类似物

胰岛素类似物是利用DNA技术对胰岛素修饰合成，并模拟胰岛素生理作用的物质。包括超短效胰岛素类似物、长效胰岛素类似物、超长效胰岛素类似物、预混胰岛素类似物及双胰岛素类似物。

（2）按照作用特点分类

①超短效胰岛素类似物

目前应用于临床的超短效胰岛素类似物有赖脯胰岛素、门冬胰岛素和谷赖胰岛素。与常规人胰岛素相比，该类胰岛素类似物注射后能被人体快速吸收，可以在餐前即刻注射，无须等待，给患者带来方便。如果餐前忘记注射，餐后可立即补注射。需要注意的是超短效胰岛素类似物在短时间内迅速起效，所以使用后必须尽快补充糖类防止出现低血糖症状。

②短效胰岛素

临床常用的短效胰岛素可皮下注射或静脉滴注。皮下注射后30min开始起效，可持续5~8h。皮下注射短效胰岛素主要控制餐后高血糖。静脉滴注可即刻起作用，在治疗糖尿病急、重症时静脉滴注可取得良好疗效。但是，单用短效胰岛素空腹血糖控制欠佳。

③中效胰岛素（NPH胰岛素）

常用的中效胰岛素包括各种中性鱼精蛋白锌胰岛素混悬液、中性鱼精蛋白锌人胰岛素混悬液等。中效胰岛素的作用持续时间介于短效胰岛素和长效胰岛素之间，起效时间为注射后2.5~3h，作用时间可持续

13~16h，每天注射1次或2次，一般早晚餐前30min皮下注射，起到降低基础血糖的作用；但和长效胰岛素相比，血糖稳定性略差，出现低血糖的风险也高于长效胰岛素，目前临床应用少。

④长效胰岛素

临床常用的长效胰岛素包括鱼精蛋白锌胰岛素和特慢胰岛素锌悬液，仅能皮下注射。起效时间为注射后3~4h，作用时间可持续20h左右。长效胰岛素控制基础血糖效果较好，也可与短效胰岛素联合应用。但其作用慢，不适用于治疗糖尿病急、重症。

⑤长效胰岛素类似物

长效胰岛素类似物包括甘精胰岛素、重组甘精胰岛素、地特胰岛素。长效胰岛素类似物作用持续时间长，每天注射1次能维持24~30h，具有良好的控制基础血糖作用，可以有效降低HbA1c，降低低血糖的发生率，让患者使用起来方便、放心。

⑥超长效胰岛素类似物

超长效胰岛素类似物包括高浓度甘精胰岛素（300U/mL）以及德谷胰岛素，德谷胰岛素半衰期为25h，作用时间为42h。高浓度甘精胰岛素半衰期为19h，作用时间为36h，比甘精胰岛素U100（100U/mL）作用持续时间更长。有研究表明，高浓度甘精胰岛素（300U/mL）和德谷胰岛素在降低HbA1c和低血糖风险方面是相似的，但德谷胰岛素降低HbA1c显著，每日所需胰岛素剂量更少。

⑦预混人胰岛素

预混人胰岛素是指将重组人胰岛素（短效）与精蛋白锌重组人胰岛素（中效）按一定比例混合而成的胰岛素制剂，包括低预混人胰岛素和中预混人胰岛素。低预混人胰岛素主要为70/30剂型（30%短效+70%中效），中预混人胰岛素主要为50/50剂型（50%短效+50%中效）。低预混人胰岛素起效时间为注射后0.5h，作用时间可持续14~24h。中预混人胰岛素起效时间为注射后0.5h，作用时间可持续10~24h。预混人胰岛素既可控制餐后的高血糖又能控制平日的基础血糖水平，方案简便，在注射前需要充分混匀，餐前30min注射。

⑧预混胰岛素类似物

预混胰岛素类似物是指将超短效胰岛素类似物（赖脯胰岛素或门冬胰岛素）与精蛋白锌速效胰岛素类似物按一定比例混合而成的胰岛素制剂，包括低预混胰岛素类似物和中预混胰岛素类似物。国内低预混胰

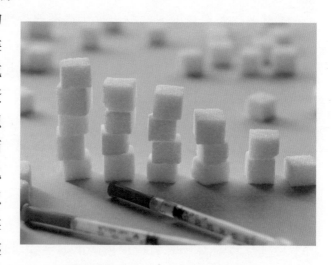

岛素类似物主要为75/25剂型，如赖脯胰岛素25（25%赖脯胰岛素+75%精蛋白锌赖脯胰岛素）和70/30剂型，如门冬胰岛素30（30%门冬胰岛素+70%精蛋白锌门冬胰岛素）。中预混胰岛素类似物主要为50/50剂型，如赖脯胰岛素50（50%赖脯胰岛素+50%精蛋白锌赖脯胰岛素）和门冬胰岛素50（50%门冬胰岛素+50%精蛋白锌门冬胰岛素）。预混胰岛素类似物具有更好模拟生理性胰岛素分泌，更好地改善餐后血糖控制，减少夜间低血糖的发生。预混胰岛素类似物可在餐前立即注射，无须等待，更加灵活方便。因其起效较快，因此在摄入吸收缓慢的食物时应予以注意。

⑨双胰岛素类似物

目前我国上市的双胰岛素类似物只有德谷门冬双胰岛素，由70%长效降糖的德谷胰岛素和30%速效降糖的门冬胰岛素两部分组成。糖尿病患者需要注意的是其溶液清澈透明，使用时不需要摇匀。德谷门冬双胰岛素给药时间灵活，于主餐前注射，每天1次或2次注射。双胰岛素类似物与长效胰岛素类似物比较，能兼顾空腹和餐后血糖控制；同时，双胰岛素类似物与预混胰岛素比较，能更好地模拟生理胰岛素分泌，是一种

更加安全、方便的制剂。

● **胰岛素治疗的重要性**

（1）胰岛素在糖尿病的治疗中占有重要地位。胰岛素是由人体胰岛β细胞分泌的一种激素，可以起到降低血糖及其他的有利作用。胰岛素是1型糖尿病患者维持生命和控制血糖所必需的药物，2型糖尿病患者病情晚期需要使用胰岛素来控制血糖的水平以减少糖尿病急、慢性并发症的发生。

（2）胰岛素能够长期较好地控制血糖。治疗糖尿病的目的，不仅仅是在急性代谢紊乱时短期有效地控制代谢紊乱，降低病死率，更重要的目的在于长期较好地阻止或延缓糖尿病慢性并发症的发生和发展，降低并发症的致死率、致残率。

（3）2型糖尿病患者应根据病情尽早合理使用胰岛素治疗。使用胰岛素并不意味着病情更糟糕了，口服降糖药在一定时间起到控制血糖的作用，数年后患者体内残存的胰岛β细胞最终完全衰竭，这时再使用胰岛素治疗为时已晚。而如果早期使用胰岛素来治疗就减轻了胰岛β细胞的负担，使其有休养生息的机会。

（4）使用胰岛素治疗并不会上瘾。很多2型糖尿病患者当被告知需要接受胰岛素治疗时，经常是"谈胰岛素色变"，认为胰岛素是"激素"，打了以后就要打一辈子，对胰岛素有相当的恐惧感。事实上胰岛素没有成瘾性，需不需要使用胰岛素，用了能否停掉，关键取决于糖尿病患者的病情。胰岛素原本就是人体内存在的唯一降低血糖的激素，每个人都离不开胰岛素。只不过糖尿病患者胰岛素的分泌数量和质量都远远低于正常人，为了调节人体血糖平衡，需要找"外援"帮忙而已。

注射胰岛素是医疗的需要，就好比我们都要一日三餐，不是因为进食就对食物产生了依赖，而是我们本身就需要通过进食来维持生命。此外，现在有许多新型胰岛素制剂、胰岛素类似物以及模拟生理需要准确释放胰岛素的给药系统，更降低了低血糖事件的发生，能让糖尿病患者从胰岛素治疗中更多获益。还有些患者因为害怕疼痛而拒绝注射，事实上目前注射胰岛素的专用针头都有光滑的外涂层，且针头非常细，正确操作，注射时几乎不会感觉到疼痛。

●哪些情况需要胰岛素治疗

（1）1型糖尿病诊断一旦成立，就须持续不断地坚持用胰岛素终身替代治疗。因为1型糖尿病患者体内分泌胰岛素的胰岛β细胞功能降低甚至丧失，β细胞只能分泌少量甚至不分泌胰岛素，必须外源补充胰岛素。

（2）2型糖尿病出现下列情况应该使用胰岛素治疗。①2型糖尿病患者在调整生活方式和口服降糖药联合治疗的基础上3个月后，如果血糖仍然未达到控制目标，即可开始胰岛素治疗。②对于血糖较高的初发2型糖尿病患者，可以使用多次皮下注射胰岛素、胰岛素泵注射等强化治疗。③急性并发症时，如在应激、感染、外伤、手术、急性心肌梗死、脑梗死、脑出血等情况下，发生酮症酸中毒或高渗性非酮症昏迷者，宜暂用胰岛素治疗，直至应激反应消除，病情好转后可酌情停用。

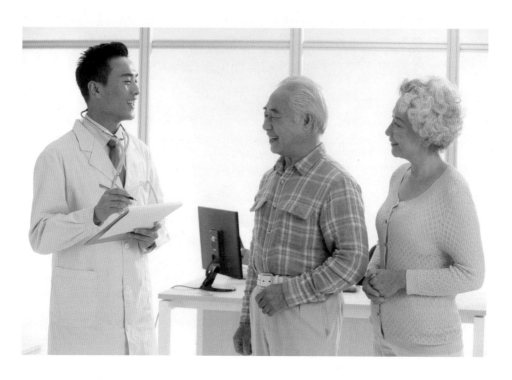

④严重慢性并发症时，如冠心病、脑血管病、血液病、肝病等，糖尿病肾病、视网膜病变Ⅳ期以上、神经病变等；各种感染性疾病，包括各种疖痈、结核等。⑤糖尿病患者体重明显减轻，伴营养不良、生长发育迟缓，宜采用胰岛素治疗。⑥糖尿病患者妊娠、哺乳或准备妊娠或妊娠期糖尿病患者为保证胎儿正常发育及防止妊娠并发症也宜采用胰岛素治疗。⑦围手术期。手术导致机体处于应激状态，使糖尿病的代谢紊乱加重，手术的复杂性和危险性增大。须在手术前后、手术中酌情采用胰岛素治疗。

（3）特殊型糖尿病须采用胰岛素治疗。如垂体性糖尿病、类固醇性糖尿病、胰源性糖尿病等均宜采用胰岛素治疗，既有利于血糖的控制，也有利于伴发疾病的治疗。

●应用胰岛素可能出现的问题及对策

（1）低血糖症

一般情况下，血糖低于2.8mmol/L为低血糖，但对糖尿病患者来说只要血糖值≤3.9mmol/L就属于低血糖了。早期表现为饥饿感、头晕、出汗、脸色苍白、心悸、脉率加快等症状；当睡眠中出现低血糖反应时，可突然觉醒，皮肤潮湿多汗；后期出现烦躁不安、语无伦次、反应迟钝、严重者可出现惊厥、昏迷，甚至死亡。

糖尿病患者出现低血糖反应多见于胰岛素用量过大，或未能及时进餐，或进食过少，或运动强度大，运动前未加餐者。因此，平时在注射胰岛素后必须按时进餐，以防低血糖症的发生。患者及其家属必须熟知低血糖反应，懂得如何识别及处理低血糖症，及时发现，及时处理。一旦出现低血糖反应，则及时加餐或饮糖水以缓解低血糖症。加餐或饮糖水后，低血糖未能缓解者，需要立即送往医院进行救治。

（2）体重增加

开始注射胰岛素时，通常体重会增加，不过增加的程度因人而异，也有的人体重变化不大。体重增加是可以控制的，通过监测体重、协调胰岛素、饮食和运动间的平衡，而使体重增加的幅度减少至最小，并可能保持在合理体重范围之内。

（3）过敏反应

比较少见，可有荨麻疹、紫癜、血管神经性水肿、口腔黏膜水肿，个别可出现呼吸困难、虚脱及急性肺水肿。出现过敏反应时，轻者无须处理，较重者可在医师的指导下服用抗组胺类药物以抗过敏；或更换制剂，或改服口服降糖药。

（4）胰岛素性水肿

部分患者注射胰岛素后，面部、四肢出现水肿。一般不必治疗，可采用给予低盐、抬高下腿等措施，坚持胰岛素治疗1周左右，水肿自行消退。症状较重者可更换制剂。

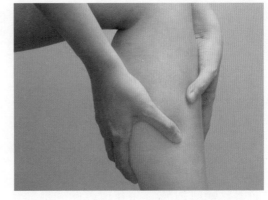

（5）屈光不正

部分患者在初次接受胰岛素治疗时，视物模糊，远视。一般不必治疗，当经胰岛素治疗后，随着血糖得到控制，则屈光不正也随之消失。

（6）注射部位皮肤过敏反应

出现红、肿、发热、刺痒或有硬结块。多见于初次注射1~24h，尤以儿童及青少年较为多见。一般不必处理，经3~4天可自行缓解。另外，在注射胰岛素时，不宜在同一部位重复注射，再次注射应更换部位，必要时调换制剂。

（7）注射部位脂肪萎缩

呈凹陷性缺失，尤其多见于腹部、大腿、臀等注射部位。注射胰岛素时不应在同一部位重复注射，注射部位应有计划地轮流更换，或改用其他胰岛素。

（8）存储不当致胰岛素失效

注意存储条件，胰岛素宜在0~4℃条件下保存。

▶GLP-1受体激动剂

GLP-1受体激动剂通过激活GLP-1受体以葡萄糖浓度依赖的方式刺激胰岛素分泌和抑制胰高血糖素样分泌，同时增加肌肉和脂肪组织葡萄糖摄取，抑制肝脏葡萄糖的生成而发挥降糖作用，并且可以抑制胃排空，抑制食欲，降低体重。

目前我国已经批准上市的GLP-1受体激动剂包括艾塞那肽、贝那鲁肽、利司那肽、利拉鲁肽、德谷胰岛素利拉鲁肽、甘精胰岛素利司那肽、度拉糖肽、司美格鲁肽、艾塞那肽微球、聚乙二醇洛塞那肽。

根据GLP-1受体激动剂分子结构特点可将其分为两大类：一类是与人GLP-1氨基酸序列同源性较低，基于美洲蜥蜴唾液多肽Exendin-4结构合成的，如艾塞那肽、利司那肽和洛塞那肽；另一类是与人GLP-1氨基酸序列同源性较高，基于人GLP-1结构，通过少数氨基酸残基替换、加工修饰得到的，如利拉鲁肽、贝那鲁肽、度拉糖肽等。与人GLP-1的同源性越高，治疗效果越好，不良反应越少。除调节血糖和降低体重外，现代大量研究结果表明，GLP-1受体激动剂能够降低心血管发病风险、减少尿蛋白排泄，尤其在合并动脉粥样硬化性心血管疾病或心血管风险极高危患者中被推荐为首选联合用药之一。

值得注意的是，所有GLP-1受体激动剂类药物均不得用于1型糖尿病患者或用于治疗糖尿病酮症酸中毒、不得用于有甲状腺髓样癌（MTC）既往史或家族史患者以及2型多发性内分泌腺肿瘤综合征患者（MEN2）；不推荐胃轻瘫及有严重胃肠道疾病的患者应用。若在治疗过程中怀疑发生胰腺炎，应立即停用；如果确认发生了急性胰腺炎，不应再使用本品进行治疗。

● 短效制剂

（1）艾塞那肽注射液

【临床应用】用于改善2型糖尿病患者的血糖控制，适用于单用二甲双胍、磺脲类，以及二甲双胍合用磺脲类，血糖仍控制不佳的患者。

本品分子结构属Exendin-4，与人GLP-1同源性为53%，经肾脏/蛋白质分解代谢。

【用法用量】本品的起始剂量为每次5μg，每日2次，在早餐和晚餐前60min内（或每天的两顿主餐前；给药时间间隔大约6h或更长）皮下注射。根据临床应答，在治疗1个月后剂量可增加至每次10μg，每日2次。

【不良反应】

①发生频率最高的为胃肠道反应，如恶心、呕吐、腹痛、腹泻及胃食管反流病；

②当与磺脲类药物合用时，可能出现低血糖；

③常见头晕、头痛、乏力等；

④偶见味觉障碍和嗜睡；还有报道本品存在严重过敏反应，如血管性水肿。

【注意事项】

①轻、中度肾功能不全者应用时不需要调整剂量；

②不推荐用于终末期肾脏疾病或严重肾功能不全（eGFR＜30mL/min/1.73m^2）的患者；

③本品合用磺脲类低血糖发生率升高。为了降低本品合用磺脲类发生低血糖的风险，可考虑减少磺脲类药物的剂量。

（2）贝那鲁肽注射液

【临床应用】用于成人2型糖尿病患者；适用于单用二甲双胍血糖控制不佳的患者。本品为天然人GLP-1，与人GLP-1同源性为100%，经肾脏代谢。

【用法用量】起始剂量为每次0.1mg（50μL），每日3次，餐前5min皮下注射。治疗2周后，剂量应增至每次0.2mg（100μL），每日3次。

【不良反应】

①常见的不良反应以胃肠道反应为主，包括恶心、呕吐、腹泻、便秘、腹胀等，但可随时间逐渐缓解，建议初始小剂量，根据耐受情况逐

渐加至正常剂量；

②可见低血糖、厌食、食欲下降、头晕、头痛、乏力等不良反应；

③可能会不同程度地加快患者心率，若症状明显，可应用控制心室率药物对症治疗；

④可见肝功能、血脂的异常，主要表现为转氨酶、胆固醇、甘油三酯等升高。

【注意事项】不适用于肾功能不全的患者。尚未确定本品在妊娠期妇女、哺乳期妇女、儿童以及75岁以上老年人中的安全性和有效性。

（3）利司那肽注射液

【临床应用】适用于在饮食控制和运动基础上接受二甲双胍单药或联合磺脲类药物和（或）基础胰岛素治疗血糖控制不佳的成年2型糖尿病患者，以达到血糖的控制目标。本品分子结构属改良的Exendin-4，与人GLP-1同源性为50%，经肾脏/蛋白质分解代谢。

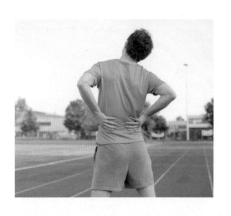

【用法用量】本品起始剂量为10μg，每日1次，应用14天。从第15天开始以20μg为固定维持剂量，每日1次。本品给药时间在每日任何一餐前1h内。当选择了最方便的一餐后，最好固定在同一餐前注射。

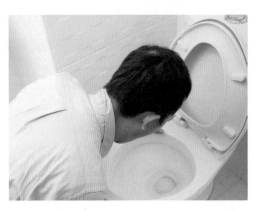

【不良反应】

①常见恶心、呕吐、腹泻、腹胀、消化不良以及胃食管反流等胃肠道反应；

②与二甲双胍联合治疗时可发生食欲减退，与磺脲类药物和（或）基础胰岛素联合治疗时，低血糖的发生风险增加；

③常见上呼吸道感染、膀胱炎以及病毒感染等感染类疾病，还可见心悸、视物模糊、口咽疼痛等症状；

④注射部位常见瘙痒，偶见荨麻疹等。

【注意事项】

①不推荐用于终末期肾脏疾病或严重肾功能不全（eGFR<30mL/min/1.73m^2）的患者；

②有生育潜力、妊娠及哺乳期妇女，儿童禁用；

③若遗漏一次用药，应在下一餐前1h内注射。

●日制剂（长效制剂）

（1）利拉鲁肽注射液

【临床应用】适用于成人2型糖尿病患者控制血糖；适用于单用二甲双胍或磺脲类药物最大可耐受剂量治疗后血糖仍控制不佳的患者，与二甲双胍或磺脲类药物联合应用；适用于降低伴有心血管疾病的2型糖尿病成人患者的主要心血管不良事件（心血管死亡、非致死性心肌梗死或非致死性卒中）风险。本品分子结构属改良的人GLP-1，与人GLP-1同源性为97%，经尿液和粪便/蛋白质分解代谢。

【用法用量】起始用量0.6mg，至少1周后增加至1.2mg或1.8mg（建议单日不超过1.8mg），每日1次，任意时间皮下注射。轻、中、重度肾功能不全的患者不需要进行剂量调整；轻、中度肝功能受损患者不需要进行剂量调整。

【不良反应】

①最常见的不良反应为胃肠道不适，恶心和腹泻十分常见，呕吐、便秘、腹痛及消化不良常见；

②与磺脲类药物联用时，低血糖反应发生率增加；

③头痛、头晕、心率加快及鼻咽类（鼻咽炎、支气管炎）不适也是常见的不良反应；

④常见脂肪酶、淀粉酶升高；

⑤偶见胆石症、胆囊炎、荨麻疹、瘙痒症、肾损害及急性肾衰竭。

【注意事项】

①不推荐用于充血性心力衰竭患者；

②不推荐用于终末期肾病患者、重度肝功能受损患者；

③单用本品且需调整本品使用剂量时，无须进行自我血糖监测；

④妊娠期妇女、哺乳期妇女，儿童禁用，老年患者不需要根据年龄进行剂量调整。

●周制剂（超长效制剂）

（1）艾塞那肽微球

【临床应用】用于改善2型糖尿病患者的血糖控制，适用于单用二甲双胍、磺脲类以及二甲双胍合用磺脲类血糖仍控制不佳的患者。本品分子结构属Exendin-4，与人GLP-1同源性为53%，经肾脏/蛋白质分解代谢。

【用法用量】注射用艾塞那肽微球（2mg）应每周皮下注射1次。可在一天中的任何时间注射，空腹或进食后均可。

【不良反应】

①最常见的不良反应与胃肠道相关，发生频率最高的是恶心，但可随治疗时间的延长而减轻；

②与磺脲类药物联用可增加低血糖发生的风险；

③常见头痛、头晕等神经系统症状；

④偶见脱发、多汗症、味觉障碍、嗜睡以及不同程度的过敏反应等。

【注意事项】

①重度肾功能损害或终末期肾病患者不应使用注射用艾塞那肽微球，肾移植患者应谨慎使用；

②若遗漏给药，如果距下一次预定给药时间至少为3天（72h），应尽快给药；如果距下一次预定给药时间少于3天（72h），应放弃此次给药。

（2）度拉糖肽注射液

【临床应用】适用于成人2型糖尿病患者的血糖控制；仅靠饮食控制和运动血糖控制不佳的患者；在饮食控制和运动基础上，接受二甲双胍、或磺脲类药物、或二甲双胍联合磺脲类药物治疗血糖仍控制不佳的成人2型糖尿病患者。本品分子结构

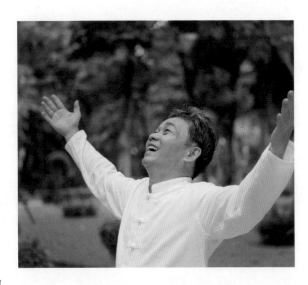

属改良的人GLP-1，与人GLP-1同源性为90%，经蛋白质分解代谢。

【用法用量】推荐起始剂量为每次0.75mg，每周1次皮下注射。为进一步改善血糖控制，剂量可增加至每次1.5mg，每周1次（最大推荐剂量）。

【不良反应】

①最常见的为胃肠道反应，包括恶心、腹泻、呕吐、腹痛、食欲减退、消化不良、便秘、腹胀、胃食管反流性疾病及打嗝等；

②与胰岛素、格列美脲、二甲双胍或二甲双胍加格列美脲联用时，单药治疗或与二甲双胍加吡格列酮联用时，均可增加低血糖的发生风险；

③常见窦性心动过速、一度房室传导阻滞以及脂肪酶、淀粉酶升高；

④偶见过敏、脱水；胆石症、胆囊炎等。

【注意事项】

①不推荐用于终末期肾病患者（eGFR＜30mL/min/1.73m^2）；

②若遗漏给药，如果距下一次预定给药时间至少为3天（72h），应尽快给药；如果距下一次预定给药时间少于3天（72h），应放弃此次给药。

（3）聚乙二醇洛塞那肽注射液

【临床应用】配合饮食控制和运动，单药或与二甲双胍联合，用于改善成人2型糖尿病患者的血糖控制。本品分子结构属化学合成GLP-1，与人GLP-1同源性为56%。

【用法用量】对于饮食控制和运动基础上血糖控制不佳的患者，推荐起始剂量为0.1mg，控制不佳增至0.2mg，每周1次。对于二甲双胍基础用药血糖控制不佳的患者，推荐剂量为0.1mg，每周1次。可在任意时间腹部皮下注射。

【不良反应】

①胃肠道不良反应为恶心、呕吐、腹泻等，但发生率较低，多为一过性，严重程度多为轻中度，无重度不良反应；

②低血糖的发生率较低，多为轻度。

【注意事项】

①建议中度肾功能不全患者在使用时降低剂量，从0.1mg增加到0.2mg剂量时需要慎重。不建议重度及终末期肾功能不全的患者应用。

②老年人、儿童、孕妇及哺乳期妇女禁用本品。

③若遗漏给药，如果距下一次预定给药时间至少为3天（72h），可以马上给予补充注射；如果距下一次预定给药时间少于3天（72h），应放弃此次给药。两针之间应间隔至少3天，改变给药计划后应重新调整注射时间。

（4）司美格鲁肽注射液

【临床应用】适用于成人2型糖尿病患者的血糖控制；在饮食控制和运动基础上，接受二甲双胍和（或）磺脲类药物治疗血糖仍控制不佳的成人2型糖尿病患者；适用于降低伴有心血管疾病的2型糖尿病成人患者的主要心血管不良事件（心血管死亡、非致死性心肌梗死或非致死性卒中）风险。本品分子结构属改良的人GLP-1，与人GLP-1同源性为94%，经尿液和粪便/蛋白质分解代谢。

【用法用量】起始剂量为0.25mg，每周1次皮下注射。4周后，应增至0.5mg，每周1次。再以0.5mg，每周1次治疗至少4周后，剂量可增至1mg，每周1次，以便进一步改善血糖控制水平。不推荐每周剂量超过1mg。

【不良反应】

①最常见的胃肠道系统反应包括恶心、腹泻、呕吐，但这些反应的严重程度均为轻度或中度且持续时间较短；

②单药治疗时未见低血糖风险，当与磺脲类药物或胰岛素联合应用时可见严重的低血糖。

【注意事项】

①轻、中、重度肾损害患者无须调整剂量，不推荐终末期肾病患者使用本品；

②肝损害的患者无须调整剂量；

③不推荐用于充血性心力衰竭患者；

④禁用于妊娠期，计划妊娠前应至少停用本品2个月，不应在哺乳期使用本品；

⑤若遗漏给药，应在遗漏用药后5天内尽快给药；如遗漏用药已超过5天，则应略过遗漏的剂量，在正常的计划用药日接受下一次用药。在这两种情况下，患者都应恢复每周一次规律给药的计划；

⑥若需要改变给药日期，只要两剂之间间隔至少2天即可，在选择新的给药时间后，应继续每周给药1次。

●**复方制剂（长效制剂）**

（1）德谷胰岛素利拉鲁肽注射液

【临床应用】适用于血糖控制不佳的成人2型糖尿病患者（包括老年患者），在饮食和运动基础上联合其他口服降

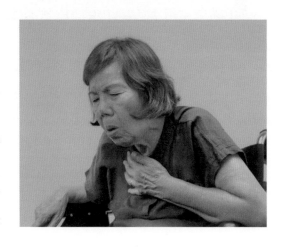

糖药物，以改善血糖控制。

【用法用量】每支3mL，含300单位德谷胰岛素注射液和10.8mg利拉鲁肽。剂量应按患者个体需求制订；若按剂量单位进行给药，每次1～50剂量单位，每日1次，任意时间皮下注射，不受进餐时间影响。推荐起始剂量为10剂量单位，最大日剂量为50剂量单位。

【不良反应】

①当本品使用剂量高于需要量时，低血糖反应十分常见；

②常见胃肠道反应包括恶心、呕吐、腹泻、便秘、食欲减退、胃炎、胃痛、胃食管反流病等；

③常见脂肪酶、淀粉酶升高；

④偶见心率升高、胆石症、胆囊炎、荨麻疹、皮疹、瘙痒症、脱水等。

【注意事项】

①使用剂量不足和（或）停止降糖治疗可能会导致高血糖，并可能导致高渗性昏迷。如果停用本品，请咨询医师，重新制订降糖方案；

②若遗漏用药，一经发现，马上补药，并恢复常规的每日1次给药方案。两次注射之间应保证间隔至少8h，

③联合磺脲类口服药时，考虑减少磺脲类药物的剂量。

（2）甘精胰岛素利司那肽注射液（Ⅰ）、（Ⅱ）

【临床应用】适用于血糖控制不佳的成人2型糖尿病患者，在饮食和运动基础上联合其他口服降糖药物，改善血糖控制。

【用法用量】甘精胰岛素利司那肽注射液（Ⅰ）：每支3mL，含300单位甘精胰岛素和300μg利司那肽（1∶1注射笔），每日注射5～20剂量单位。甘精胰岛素利司那肽注射液（Ⅱ）：每支3mL，含300单位甘精胰岛素和150μg利司那肽（2∶1注射笔），每日注射10～40剂量单位。当每日总剂量＞40剂量单位时，则不得使用本品。本品应于餐前1h内注射，每日注射1次。最好在选定了最便于注射的一餐之后，于每日同一餐进餐前注射。

【不良反应】

①最常见的胃肠道系统反应包括恶心、腹泻、呕吐，但这些反应的严重程度均为轻度且持续时间较短；

②偶见速发型过敏反应和血管性水肿的过敏反应。

【注意事项】

①不推荐重度肾功能损伤及终末期肾病患者使用本品；

②肝损害的患者无须调整剂量；

③不建议妊娠期间使用，也不建议有生育能力但未避孕的女性使用，若处于哺乳期，接受本品治疗期间应该停止哺乳；

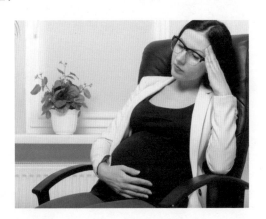

④若遗漏给药，应在下一餐前1h内注射；

⑤在75岁以上的患者中治疗有限。

▶降糖西药之间的联合应用

目前降糖西药的种类繁多，但没有一种药物能够完全兼顾糖尿病的多种发病机制。因此，就需要我们根据不同种类药物的作用机制和特点，采取联合用药的方式，以达到降糖作用相加、不良反应相抵消防治并发症的效果。但须注意联用的药物种类不宜过多，一般联用2种药物，必要时可联用3种药物。但无论采取何种联合治疗的方案，生活方式干预都是基础的。

当单一降糖药物在常用剂量时仍不能满意控制血糖，就应该考虑适当联合其他类型药物。

●口服降糖药之间的联合应用

二甲双胍作为2型糖尿病的首选一线降糖药物并一直保留在糖尿病

治疗方案中。因此，如果没有禁忌证或不耐受，临床上常选择以二甲双胍为基础的口服降糖药二联或三联治疗方案。

（1）口服降糖药二联治疗方案

当使用二甲双胍单药治疗且经充分的剂量调整后治疗3个月，如仍未达到个体化的血糖目标，可启动二联治疗。

①双胍类与α-糖苷酶抑制剂。合用α-糖苷酶抑制剂适用以餐后血糖升高为主的糖尿病患者，与二甲双胍联用能明显减少血糖波动，减轻患者体重。疗效性和安全性较好，适用于肥胖或有胰岛素抵抗，血糖波动大，低血糖风险大或进食主食较多的糖尿病患者，可作为餐后血糖升高明显（尤其是合并超重或肥胖）的糖尿病患者的首选二联方案之一。但应注意，该联合方案可能会使恶心、腹部不适等胃肠道不良反应出现的概率加大。

②双胍类与磺脲类合用。肥胖者首选双胍类药物，非肥胖者可选用磺脲类药物。当使用磺脲类药物失效时，加用双胍类药物可使一半左右的患者在数年内的血糖控制尚令人满意，还可以减轻磺脲类引起的体重增加。适用于年轻、初诊HbA1c较高、胰岛功能较好的非肥胖2型糖尿病患者，但在两者联用中，可增加低血糖的风险，应予重视。此外由于两类药物大部分都由肾脏排泄，会增加肾脏负担，应定期检测肾功能，及时调整方案。

③双胍类与格列奈类药物的合用。格列奈类药物具有吸收快、起效快和作用时间短的特点，对餐后血糖有更明显的降低作用，而双胍类药物则对空腹血糖水平作用更大。两者合用可明显降低血糖，减少血糖波动，而对体重无明显影响，有利于血糖长期控制。发生低血糖事件的概率比双胍类与磺脲类药物合用少。适用于饮食不规律、餐后血糖高以及肾功能受损的2型糖尿病患者。

④双胍类与SGLT-2抑制剂药物的合用。两者合用可改善血糖、减轻体重，还可显著减少心血管事件。适用于胰岛素抵抗或肥胖人群，血压偏高、低血糖风险大、合并冠状动脉粥样硬化或者慢性肾脏病等疾病

的糖尿病患者，但需注意1型糖尿病患者或者严重胰岛素缺乏的患者慎用此方案，可引发糖尿病酮症或者泌尿生殖系统感染。

⑤双胍类与DPP-4抑制剂药物的合用。两者合用兼顾空腹血糖和餐后血糖，低血糖风险小，胃肠道不良反应少，耐受良好，适用于肥胖、尚存在一定的胰岛功能、胰岛素抵抗，尤其是低血糖风险较大或胃肠道反应较为明显的2型糖尿病患者，在老年人中也适用。

⑥磺脲类与α-糖苷酶抑制剂合用。当使用磺脲类药物血糖控制不满意或仅餐后血糖高时，加用α-糖苷酶抑制剂可使餐后血糖下降，两者联用可改善胰岛β细胞的功能。单用α-糖甘酶抑制剂不会引起低血糖反应，但与磺脲类合用时会增加低血糖发生的风险，如果发生低血糖，需减少磺脲类药物剂量，并应选用葡萄糖纠正。

⑦格列奈类与α-糖苷酶抑制剂的合用。格列奈类能够很好地降低餐后血糖，而餐时服用α-糖苷酶抑制剂，可延缓糖类在体内的吸收，进一步降低餐后血糖，适用于餐后血糖高、以米面为主食的患者。

（2）口服降糖药三联治疗方案

如果两种口服降糖药联合治疗3个月没有达到或维持HbA1c的控制目标，可启动联合第三种口服降糖药。

①双胍类+胰岛素促泌剂（磺脲类或格列奈类）+α-糖苷酶抑制剂。可改善胰岛素抵抗，适用于餐后血糖明显升高且发生低血糖风险较小的患者。联用期间应注意餐后低血糖和胃肠道反应。

②双胍类+DPP-4抑制剂+胰岛素促泌剂（磺脲类或格列奈类）。降糖效果比较强，可以显著改善胰岛素抵抗，但存在一定程度低血糖的风险，注意血糖监测。

③双胍类+α-糖苷酶抑制剂+SGLT-2抑制剂。通过延缓主食的吸收速度，促进尿糖排泄以达到降糖的目的。适用于胰岛素抵抗或肥胖、血压偏高、低血糖风险大以及合并冠状动脉粥样硬化或者慢性肾脏病等疾病的糖尿病人群，尤其适用于需要减重的肥胖糖尿病患者。

④双胍类+噻唑烷二酮类+SGLT-2抑制剂。可以减重，改善胰岛素

抵抗，促进尿糖排泄。适用于患有合并冠状动脉粥样硬化或者慢性肾脏病等疾病的糖尿病患者，不增加低血糖发生的风险。

⑤双胍类+DPP-4抑制剂+SGLT-2抑制剂。适用于肥胖、生活不规律、存在低血糖风险较大以及合并冠状动脉粥样硬化或者慢性肾脏病等疾病的糖尿病患者。该联合应用对于胰岛β细胞改善效果较为明显。

● 胰岛素与口服降糖药联合应用

2型糖尿病患者在生活方式和口服降糖药治疗的基础上，若血糖仍未达到控制目标，即可开始口服降糖药和胰岛素的联合治疗。口服降糖药加胰岛素的联合治疗在保持长期良好血糖控制、减少血糖波动、降低低血糖的发生率、降低胰岛素剂量、改善体重和血脂方面显示出优势，可减少糖尿病并发症的发生，保存β细胞功能。特别是在口服降糖药继发失效后，胰岛素与口服降糖药联合治疗可有效控制血糖，同时仍保持了口服降糖药的优势。

（1）磺脲类与胰岛素

磺脲类药物在2型糖尿病患者开始应用时有效，一段时间后即使使用足量，空腹血糖仍在10mmol/L以上，称为继发失效。这些继发失效病如果加用小量胰岛素治疗会使许多患者血糖在相当长时间内得到满意控制。尽管许多磺脲类药物都曾成功地与胰岛素联合使用，但目前只有格列美脲被美国FDA批准与胰岛素联合应用。注意，在使用每日3次的餐时胰岛素时，一般不建议同时使用磺脲类或格列奈类促胰岛素分泌剂。

（2）双胍类与胰岛素

双胍类药物明显降低2型糖尿病患者外周组织及肝脏的胰岛素抵抗，与胰岛素联合使用可改善血糖控制，使血糖控制趋于平稳；提高胰岛素敏感性；改善血脂代谢；较少的体重增加和低血糖事件明显减少。在1型糖尿病使用胰岛素治疗血糖波动较大时加用二甲双胍可使血糖控制趋于平稳。

（3）α-糖苷酶抑制剂与胰岛素

α-糖苷酶抑制剂不增加体重，降低餐后血糖效果好，同时有平稳降糖的作用，该方案适合于餐后血糖升高明显、体形偏胖且血糖波动较大的糖尿病患者。

（4）噻唑烷二酮类与胰岛素

主要用于有严重胰岛素抵抗的2型糖尿病患者。需要注意的是，由于胰岛素和噻唑烷二酮类药物均可能导致水钠潴留，因此对有水肿及心功能不全的糖尿病患者，不宜采用该方案，以免诱发充血性心力衰竭。

（5）SGLT-2抑制剂与胰岛素

SGLT-2抑制剂的降糖作用不依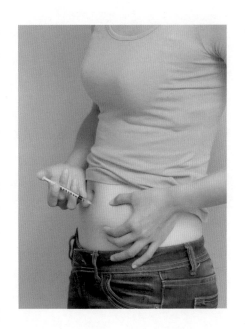赖于胰岛素，两者联用，可以增强降糖效果，同时减少胰岛素用量。但需注意生殖系统感染和酮症酸中毒、肾功能不全等患者不能应用。

（6）DPP-4抑制剂与胰岛素

DPP-4抑制剂的降糖作用具有血糖依赖性，降糖平稳，发生低血糖风险低。对于不能耐受阿卡波糖的胃肠道反应，而服用胰岛素促泌剂又易发生低血糖的2型糖尿病患者，可适当选择基础胰岛素+DPP-4抑制剂，可进一步改善血糖，尤其是餐后血糖。

●酌情联合应用GLP-1受体激动剂

（1）GLP-1受体激动剂与双胍类联用

两者协同能更大程度增强肠促胰素效应，实现血糖调节更平稳的目标，而且在改善胰岛素的敏感性和减重方面具有协同作用，尤其适用于肥胖的糖尿病患者。

（2）GLP-1受体激动剂与磺脲类联用

两者联用可以促进胰岛素释放，同时GLP-1受体激动剂的减重作用可以抵消磺脲类药物的增重作用。但需注意在磺脲类治疗基础上加用本品时，应该考虑减少磺脲类的剂量，以防低血糖发生。

（3）GLP-1受体激动剂与基础胰岛素联用

两者联用在优化血糖控制的同时，较基础餐时胰岛素等方案显著降低低血糖发生的风险，同时可减轻体重。对于采用基础胰岛素治疗但血糖控制不佳的2型糖尿病患者可考虑增加GLP-1受体激动剂。

（4）GLP-1受体激动剂与SGLT 2抑制剂联用

两者联用在改善血糖的同时，可以减轻体重，调节糖脂代谢，保护胰岛功能，减少患心血管风险，适用肥胖型2型糖尿病患者或合并糖尿病性心脏病患者。

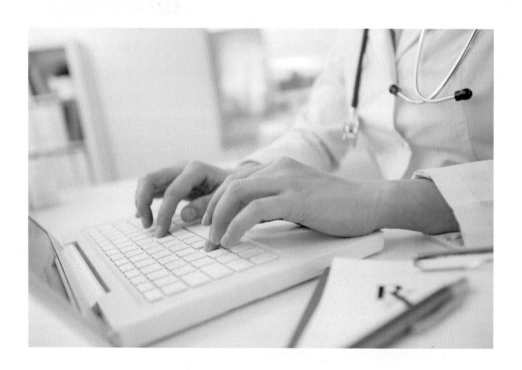

» 常用中药降糖的相关知识

中医治疗糖尿病的历史悠久，根据年龄、体质、症状、并发症、脉象等综合分析，辨别脏腑阴阳虚实，补虚泻实，调理气血阴阳，最终起到降糖作用。中药降糖速度虽然缓慢，但可以全身调理，重视患者的个体差异性，在降糖的同时改善患者各项糖尿病症状，以提高生存质量、延长寿命。

▶ 如何选择治疗糖尿病的中药单方

单方治疗糖尿病为中医药重要特色之一。其用法简单，药专力宏。用之得当可收到较佳效果，深受患者推崇。如从中药功效及药理作用分类下列药物均可作单方使用，可供患者在医师指导下参考使用。

从中药功效来说，例如具有益气健脾作用的人参、白术、苍术、鸡内金、黄芪；养阴生津之功的麦冬、天冬、玉竹、黄精、枸杞子、女贞子；清热泻火之功的知母、芦根、天花粉、竹叶、栀子、夏枯草；活血化瘀之功的川芎、丹参、红花、桃仁、泽兰、牛膝、水蛭、三七，均可作为单方使用。

从现代药理学角度来说，人参、黄芪、黄精、山药、枸杞子、地骨皮、地黄、茯苓、淫羊藿、山茱萸、当归、桑叶、玉米须等可作为单方使用以降血糖，山药、山茱萸、金樱子、桑螵蛸、芡实可作为单方使用以降尿糖，荷叶、鸡内金、泽泻、槐米、大黄可作为单方使用以调节血脂，土虫、泽泻、三七、血竭可作为单方使用以改善循环。

● 常用治疗糖尿病的中药单方

（1）人参饮。人参10g，水煎40min至500mL，分次服用，代茶饮。可生津止渴，对糖尿病疲乏无力，口干口渴，效果尤佳。还可用人参干燥后研粉，每次1g，温开水冲服，每日3次。适用于老年糖尿病气虚明显者，阴虚化热者禁用。

（2）生芦根汁。生芦根1000g压榨取汁，每日30mL，分5～6次饮。具有清热生津，止渴止呕作用。

（3）山萸肉饮。山萸肉60g，加水500mL，浓煎200mL饮用。具有滋补肝肾，酸甘化阴，敛汗作用。

（4）冬瓜饮。冬瓜1000g，略加水煮热，绞取汁常服。具有清热解暑，利尿消肿作用。

（5）乌梅茶。乌梅50g，沸水冲泡后代茶饮。具有生津止渴作用。

（6）消渴茶。鲜嫩番石榴叶500g，洗净切碎备用，每日取60g，水煎代茶饮。具有健脾燥湿，清热解毒作用。能够起到一定的辅助降糖作用。

（7）苦瓜粉。苦瓜适量，晒干研粉，每次10g，温开水送服，每日3次。具有除烦止渴，清热泻火，清暑益气作用。

（8）南瓜粉。南瓜适量，用干燥法制成南瓜粉，每次8g，每日3次口服。具有补中益气，生津润肺作用。

（9）枸杞子饮。枸杞子15g，丌水冲于杯中，稍候服用。具有滋补肝肾，益精明目作用。

（10）地骨皮饮。地骨皮10g，开水冲于杯中，稍候服用。具有清热滋阴，清肺降火，凉血除蒸作用。

（11）蚕茧煎剂。蚕茧30～60g，水煎服，每日1剂。具有生津止渴作用。

●**具有降糖药理作用的中药**

（1）地黄。地黄的降糖成分为地黄素，对高血糖者有降血糖作用。

（2）人参。人参多糖是迄今为止在人参中发现的最有效的降血糖成分，可以促进新陈代谢，提高抵抗力。适用于轻、中型糖尿病患者，但阴虚燥热者不宜服用。

（3）黄芪。黄芪多糖具有双向调节血糖作用。不仅可降低血糖水平，还可调节人体肾上腺素水平，弥补传统降糖药物的缺点。

（4）桑叶。桑叶多糖能明显缓解糖尿病症状，具有显著的降血糖作用。桑叶提取物能增加葡萄糖消耗量，使胰岛素水平及抵抗指数均降低，使抗氧化酶活性明显增强以降低血糖和血脂。

（5）葛根。葛根素能降低血糖和血脂水平，同时改善肝、肾功能，且具有保护β细胞作用。

（6）黄连。黄连中的小檗碱和黄连素煎剂可抑制糖异生和促进糖酵解，有降低血糖作用。

（7）苍术。苍术苷能降低肌糖原和肝糖原，抑制糖原生成。

（8）桔梗。具有降血糖的作用，桔梗的水或乙醇提取物能够阻断多糖分解，使得肠胃对葡萄糖的吸收延缓，从而防止高血糖的出现。

（9）山药。山药提取物通过调节抗氧化活性，脂质分布，GLP-1释放促进β细胞分泌胰岛素，从而维持正常血糖水平。

（10）麦冬。麦冬多糖对胰岛素敏感性增加有很好的促进作用。

（11）玉竹。玉竹的有效成分如黄酮类化合物和皂苷类化合物，具有抑制蛋白质糖基化、抑制α-糖苷酶和降糖的作用。

（12）玄参。具有降压、降低血糖作用，可以提高机体氧化能力、增加胰岛素分泌量。

（13）黄精。黄精甲醇提取物能明显对抗肾上腺素所引起的血糖升高。

（14）枸杞子。宁夏枸杞子提取物可降低血糖，提高糖耐量。

（15）地骨皮。地骨皮中的牛磺酸具有明显的降低血糖作用。

（16）女贞子。其有效成分齐墩果酸是降糖活性物质。

（17）山茱萸。有明显的对抗肾上腺素性高血糖的作用，能升高肝糖原。从山茱萸乙醚提取物中分离制得的乌索酸可以明显降低血糖和尿糖。

（18）鬼箭羽。鬼箭羽煎剂中提取的草酸乙酸钠具有降血糖、尿糖及增加体重的作用。

（19）苦瓜。苦瓜提取物含类似胰岛素物质，具有较强的降低血糖作用。

（20）泽泻。泽泻的水提取物和醇提取物能有效降低空腹血糖，控制体重，改善葡萄糖耐受不良。

（21）三七。有效成分三七皂苷可以在一定程度上抑制糖异生，从而起到降血糖作用。

（22）荔枝核。含有的荔枝核总黄酮可有效降低血糖，且对糖尿病引起的肾小球纤维化、硬化等并发症有一定的预防和治疗作用。

（23）夏枯草。夏枯草醇提物可降低血糖水平，对抗肾上腺素升高血糖作用，并具有改善糖耐量、增加肝糖原合成的作用。

（24）玉米须。玉米须多糖可以降低肝糖原，促进骨骼肌、脂肪和肝脏等器官对糖的利用；促进降糖激素和抑制升糖激素作用；保护胰岛细胞；调节糖代谢酶活性等。

（25）绿茶。绿茶中降血糖的主要成分是茶多糖，研究发现不同茶类的茶多糖，其降血糖效果跟茶类的氧化程度有关，氧化程度越高，降血糖效果越好。

（26）仙鹤草。仙鹤草中含有的黄酮类及三萜类成分可显著降低糖尿病大鼠血糖水平，并能促进胰岛素的分泌。

（27）薏米。薏米多糖通过提高葡萄糖激酶活性，促进组织对葡萄糖的利用，改善胰岛素抵抗和脂、糖代谢紊乱。

（28）番石榴。番石榴叶有效成分为黄酮苷，有降糖、降压、降脂的作用。

（29）僵蚕。僵蚕中含有大量的槲皮素，可通过减轻外周胰岛素抵抗、降低氧化应激水平、抑制胰岛细胞凋亡等诸多途径发挥降低血糖水平的作用。

（30）天花粉。天花粉的活性成分天花粉凝集素被发现有胰岛素样作用。

▶ 如何选择药食同源的降糖中药

　　"药食同源"类膳食有助控糖，应在中医师和营养师的指导下选择合适的膳食，按照食物的"四气五味"，结合体质等，制订个性化饮食指导方案。

　　（1）黄芪。补气健脾，升阳举陷，益卫固表，利尿消肿，托毒生肌；可促进机体代谢、抗疲劳、促进血清和肝脏蛋白质的更新，能升高低血糖、降低高血糖。

　　（2）生地黄。清热凉血，养阴生津；可降压、镇静、抗炎、抗过敏。

　　（3）沙参。养阴清肺，益胃生津；可抑制免疫功能异常亢进。

　　（4）人参。大补元气，补脾益肺，生津，安神益智；可增强机体免疫功能、降低血糖、抗炎、抗过敏。

　　（5）山药。益气养阴，补脾肺肾，固精止带；可降低尿蛋白、改善肾功能。

　　（6）茯苓。利水渗湿，健脾，宁心安神；可降低尿蛋白、改善肾功能、消肿、抗炎、抗肾脏纤维化。

　　（7）枸杞子。滋补肝肾，益精明目；可降低血糖、降低尿蛋白、改善肾功能。

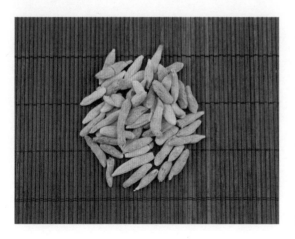

　　（8）葛根。解肌退热，透疹，生津止渴，升阳止泻；可降低血糖、降低尿蛋白。

　　（9）麦冬。养阴润肺，益胃生津，清心除烦；可降血糖，提高免疫功能。

　　（10）玉竹。养阴润燥，生津止渴；可降血糖、降血脂。

（11）黄精。补气养阴，健脾，润肺，益肾；可降糖、降压、降血脂。

（12）石斛。益胃生津，滋阴清热；可消化、促排便、提高免疫功能。

（13）三七。化瘀止血，活血定痛；可降低血压，提高免疫功能、镇痛、抗炎、抗衰老。

（14）白芍。养血敛阴，柔肝止痛，平抑肝阳；可提高免疫功能，镇痛。

（15）桑叶。疏散风热，清肺润燥，平抑肝阳，清肝明目；可降低血糖、血脂。

▶如何选择治疗糖尿病的中药复方

根据中华中医药学会糖尿病基层防治专家指导委员会《国家糖尿病基层中医防治管理指南（2022年版）》，将糖尿病前期及糖尿病常见辨证分型论治简介如下，请在中医师的指导下应用。

● 糖尿病前期

（1）肝郁气滞证——四逆散加减

功效：疏肝解郁。

组成：北柴胡、炒白芍、麸炒枳实、炙甘草。

（2）湿热蕴结证——半夏泻心汤加减

功效：清热化湿。

组成：姜半夏、黄连、黄芩、干姜、炙甘草、党参。

（3）脾虚湿困证——六君子汤加减

功效：健脾化湿。

组成：党参、麸炒白术、茯苓、陈皮、法半夏、炙甘草、荷叶、佩兰。

●糖尿病期

（1）热盛伤津证——白虎加人参汤加减

功效：清热生津。

组成：生石膏（先煎）、知母、太子参、黄连、天花粉、生地黄、麦门冬、葛根。

（2）肝郁脾虚证——逍遥散加减

功效：疏肝健脾，理气和中。

组成：北柴胡、当归、茯苓、炒白芍、麸炒白术、炙甘草、薄荷（后下）、煨生姜。

（3）痰浊中阻证——二陈汤合平胃散加减

功效：燥湿运脾，化痰降浊。

组成：姜半夏、陈皮、茯苓、苍术、姜厚朴、生姜、炙甘草。

（4）湿热蕴结证——葛根芩连汤合三仁汤加减

功效：清热化湿，理气和中。

组成：葛根、黄芩、黄连、姜厚朴、法半夏、苦杏仁、白蔻仁（后下）、薏米、滑石、通草、竹叶、甘草。

（5）气阴两虚证——生脉散合玉液汤加减

功效：益气养阴，生津止渴。

组成：太子参、麦冬、醋五味子、炙黄芪、生地黄、麸炒山药、葛根、天花粉、丹参。

▶如何选择对症治疗糖尿病的中药

糖尿病常表现为口干口渴、多食易饥、多尿、疲乏、便秘或腹泻、腹胀、肢体凉麻痛、皮肤瘙痒、焦虑抑郁、食欲下降、汗症、失眠等。因此，在中药的选择中就可以针对不同的症状表现有所侧重，以下列举治疗糖尿病的常用中药，请在中医师的指导下应用。

● 口干口渴

（1）天花粉（瓜蒌根）。清热生津，消肿排脓。用于热病烦渴，肺热燥咳，内热消渴，疮疡肿毒。

（2）石膏。清热泻火，除烦止渴。用于高热烦渴等。

（3）葛根。生津止渴，透热祛邪，升阳止泻。用于脾胃实热，阳明热盛，消渴多饮，消谷善饥，热痢泄泻等。

（4）西洋参。补气养阴，清热生津。用于气虚阴亏，内热，咳喘痰血，虚热烦倦，消渴，口燥咽干。

（5）乌梅。敛肺生津，安蛔涩肠。用于虚热消渴，暑热伤津，肺虚久咳等。

（6）石斛。益胃生津，滋阴清热。用于阴伤津亏，口干烦渴，食少干呕，病后虚热，目暗不明。

（7）玉竹。养阴润燥，生津止渴。用于肺胃阴伤，燥热咳嗽，咽干口渴，内热消渴。

（8）天冬。滋阴润燥，清肺降火。用于燥热咳嗽，阴虚劳嗽，热病伤阴，内热消渴，肠燥便秘，咽喉肿痛。

（9）麦冬。养阴生津，润肺清心。用于肺燥干咳，虚痨咳嗽，津伤口渴，心烦失眠，内热消渴，肠燥便秘。

（10）沙参。养阴清肺，祛痰止咳。用于肺热燥咳，虚痨久咳，阴伤咽干、口渴。

（11）桑葚。生津滋液，补肝益肾。用于肝肾亏虚而见眩晕耳鸣，心悸失眠，须发早白，津伤口渴，内热消渴，血虚便秘。

（12）太子参。益气健脾，生津润肺。用于脾虚体倦，食欲不振，病后虚弱，气阴不足，自汗口渴，肺燥干咳。

（13）五味子。收敛固涩，益气生津，补肾宁心。用于久咳虚喘，梦遗滑精，遗尿尿频，久泻不止，自汗，盗汗，津伤口渴，短气脉虚，内热消渴，心悸失眠。

（14）知母。清热泻火，生津润燥。用于外感热病，高热烦渴，肺热燥咳，骨蒸潮热，内热消渴，肠燥便秘。

（15）人参。大补元气，复脉固脱，补脾益肺，生津，安神。用于体虚欲脱，肢冷脉微，脾虚食少，肺虚喘咳，津伤口渴，内热消渴，久病虚羸，惊悸失眠，阳痿、宫冷等。

（16）山药。补脾，养肺，固肾，益精。主脾虚泄泻，食少浮肿，肺虚咳喘，消渴等。

（17）生地黄。清热凉血，养阴生津。用于热病舌绛烦渴，阴虚内热，骨蒸劳热，内热消渴等。

（18）酸枣仁。补肝，宁心，敛汗，生津。用于虚烦不眠，惊悸多梦，体虚多汗，津伤口渴。

（19）桑叶。疏散风热，清肺润燥，平抑肝阳，清肝明目。用于肺热咳嗽，燥热咳嗽，内热烦渴等。

● 汗症

（1）麻黄根。固表止汗。用于自汗，盗汗。

（2）浮小麦。固表止汗，益气，除热。用于骨蒸劳热，自汗盗汗。

（3）糯稻根。固表止汗，益胃生津，退虚热。用于自汗盗汗，骨蒸潮热等。

（4）五味子。收敛固涩，益气生津，补肾宁心。用于久咳虚喘，梦遗滑精，遗尿尿频，久泻不止，自汗，盗汗，津伤口渴，短气脉虚，内热消渴，心悸失眠。

（5）五倍子。敛肺降火，涩肠止泻，敛汗止血，收湿敛疮。用于盗汗，消渴，肺虚久咳，肺热痰嗽，久泻久痢等。

（6）白术。健脾益气，燥湿利水，止汗，安胎。用于脾虚食少，自汗，兼见腹胀泄泻，痰饮眩悸，水肿等。

（7）柏子仁。养心安神，止汗，润肠。用于阴虚盗汗，兼见虚烦失眠，心悸怔忡，肠燥便秘。

（8）酸枣仁。补肝，宁心，敛汗，生津。用于虚烦不眠，惊悸多梦，体虚多汗，津伤口渴。

（9）黄芪。补气固表，利水消肿，托毒排脓，敛疮生肌。用于表虚自汗兼见气虚乏力，食少便溏，中气下陷，久泻脱肛，便血崩漏，气虚水肿等。

● **多食**

（1）石膏。清热泻火，除烦止渴。用于善食易饥，高热烦渴等。

（2）黄连。清热燥湿，泻火解毒。用于热病之多食兼见壮热烦躁。

（3）寒水石。清热泻火。用于多食易饥，烦渴，脉洪大之证。

● **疲乏**

（1）人参。大补元气，复脉固脱，补脾益肺，生津，安神。用于体虚欲脱，肢冷脉微，脾虚食少，肺虚喘咳，津伤口渴，内热消渴，久病虚羸，惊悸失眠，阳痿、宫冷等。

（2）西洋参。补气养阴，清热生津。用于气虚阴亏，内热，咳喘痰血，虚热烦倦，消渴，口燥咽干。

（3）党参。补中益气，健脾益肺。用于脾肺虚弱，气短心悸，食少便溏，虚喘咳嗽，内热消渴。

（4）太子参。益气健脾，生津润肺。用于脾虚体倦，食欲不振，病后虚弱，气阴不足，白汗口渴，肺燥干咳。

（5）黄芪。补气固表，利水消肿，托毒排脓，敛疮生肌。用于表虚自汗兼见气虚乏力，食少便溏，中气下陷，久泻脱肛，便血崩漏，气虚水肿等。

（6）刺五加。益气健脾，补肾安神。用于脾肾阳虚，体虚乏力，食欲不振，腰膝酸痛，失眠多梦。

（7）红景天。补气清肺，益智养心，收涩止血，散瘀消肿。用于气虚体弱，病后畏寒，气短乏力，肺热

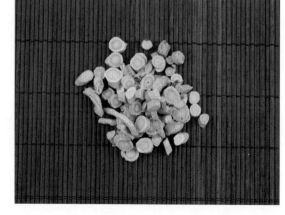

咳嗽，咯血，跌打损伤等。

● **失眠**

（1）茯苓。利水渗湿，健脾，宁心安神。用于心神不安，惊悸失眠等。

（2）茯神。宁心安神。用于心神不安，失眠，惊悸，健忘等。

（3）灯芯草。利小便，清心火。用于心火旺盛之心烦失眠。

（4）景天三七。养血安神，散瘀止血，解毒消肿。用于心悸失眠，烦躁不安以及各种出血。

（5）丹参。活血祛瘀，通经止痛，清心除烦，凉血消痈。用于瘀血阻滞之疼痛以及心烦不眠。

（6）竹茹。清热化痰，除烦止呕。用于痰热扰心之心烦失眠。

（7）龙骨。镇静，敛汗涩精，生肌敛疮。用于神经衰弱，心悸，失眠，多梦，自汗，盗汗，遗精，遗尿，崩漏，带下；外用治疮疡久溃不敛。

（8）龙齿。宁心安神。用于神经衰弱，头晕目眩，心悸，失眠。

（9）酸枣仁。补肝，宁心，敛汗，生津。用于虚烦不眠，惊悸多梦，体虚多汗，津伤口渴。

（10）柏子仁。养心安神，止汗，润肠。用于阴虚盗汗，兼见虚烦失眠，心悸怔忡，肠燥便秘。

（11）灵芝。补气安神，止咳平喘。用于眩晕不眠，心悸气短，虚劳咳喘。

（12）合欢皮。解郁安神，活血消肿。用于心神不安，忧郁失眠，肺痈疮肿，跌扑伤痛。

（13）远志。安神益智，祛痰，消肿。用于心肾不交引起的失眠多梦，健忘惊悸，神志恍惚等。

（14）人参。大补元气，复脉固脱，补脾益肺，生津，安神。用于体虚欲脱，肢冷脉微，脾虚食少，肺虚喘咳，津伤口渴，内热消渴，久病虚羸，惊悸失眠，阳痿、宫冷等。

（15）大枣。补脾益气，养心安神。用于心悸，失眠，盗汗等。

（16）紫石英。镇心安神，温肺，暖宫。用于失眠多梦，心悸易惊等。

（17）龙眼肉。补益心脾，养血安神。用于气血不足，心悸怔忡，健忘失眠，血虚萎黄等。

（18）百合。养阴润肺，清心安神。用于虚烦惊悸，失眠多梦，精神恍惚等。

（19）莲子。补脾止泻，益肾涩精，养心安神。用于心悸失眠，脾虚泄泻，遗精带下等。

（20）淡豆豉。解表，除烦。用于热病胸中烦闷，不眠等。

● 便秘

（1）决明子。润肠通便，降脂明目，解毒利湿。用于目赤涩痛，畏光多泪，头痛眩晕，目暗不明，大便秘结等。

（2）大黄。泻热通肠，凉血解毒，逐瘀通经。用于实热便秘，积滞腹痛，泻痢不爽等。

（3）芒硝。泻热通便，润燥软坚，清火消肿。用于实热便秘，大便燥结，积滞腹痛等。

（4）芦荟。清肝热，通便。用于便秘，小儿疳积等。

（5）火麻仁。润燥滑肠，利水通淋，活血。用于肠燥便秘，消渴等。

（6）郁李仁。润燥滑肠，下气利水。用于津枯肠燥，食积气滞，腹胀便秘等。

（7）松子仁。润肺，滑肠。用于肺燥咳嗽，慢性便秘。

（8）冬葵子。利水通淋，滑肠通便，下乳。用于大便不通等。

（9）蜂蜜。补中润燥，解毒止痛。用于脘腹虚痛，肺燥干咳，肠燥便秘。

（10）肉苁蓉。补肾阳，益精血，润肠通便。用于肾阳肾精亏虚之肠燥便秘。

（11）锁阳。补肾阳，益精血，润肠通便。用于腰膝痿软，阳痿滑精，肠燥便秘。

（12）当归。补血活血，调经止痛，润肠通便。用于血虚之肠燥便秘。

●腹胀

（1）厚朴。温中，下气，燥湿，消痰。用于胸腹痞满胀痛，反胃，呕吐，宿食不消等。

（2）砂仁。化湿开胃，温脾止泻，理气安胎。用于湿浊中阻，脘痞不饥，脾胃虚寒，呕吐泄泻等。

（3）陈皮。理气健脾，燥湿化痰。用于胸脘胀满，食少吐泻等。

（4）青皮。疏肝破气，消积化滞。用于胸胁胀痛，食积腹痛等。

（5）枳实。破气消积，化痰散痞。用于积滞内停，痞满胀痛等。

（6）沉香。行气止痛，温中止呕，纳气平喘。用于胸腹胀闷疼痛，胃寒呕吐呃逆等。

（7）川楝子。疏肝泄热，行气止痛，驱虫。用于胸胁、脘腹胀痛等。

（8）香附。行气解郁，调经止痛。用于肝郁气滞，胸胁、脘腹胀痛，消化不良，胸脘痞闷等。

（9）佛手。疏肝理气，和胃止痛。用于肝胃气滞，胸胁胀痛，胃脘痞满，食少呕吐。

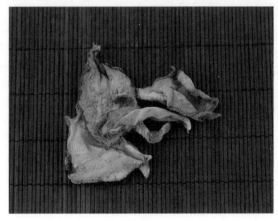

（10）香橼。疏肝解郁，理气宽中，燥湿化痰。用于肝胃气滞，胸胁胀痛，脘腹痞满等。

（11）大腹皮。下气宽中，行水消肿。用于湿阻气滞，脘腹胀闷，大便不爽，水肿胀满等。

（12）甘松。理气止痛，开郁醒脾。用于脘腹胀满，食欲不振，呕吐。

（13）山楂。消食健胃，行气散瘀。用于肉食积滞，胃脘胀满等。

（14）砂仁。化湿开胃，温脾止泻，理气安胎。用于湿浊中阻，脘痞不饥，脾胃虚寒，呕吐泄泻等。

● **腹泻**

（1）苍术。燥湿健脾，祛风散寒，明目。用于湿邪困脾之脘腹胀满，泄泻等。

（2）赤石脂。涩肠，止血，生肌敛疮。用于久泻久痢，大便出血，崩漏带下；

（3）禹余粮。涩肠止泻，收敛止血。用于久泻，久痢。

（4）葛根。生津止渴，透热祛邪，升阳止泻。用于脾胃实热，阳明热盛，消渴多饮，消谷善饥，热痢泄泻等。

（5）白扁豆。健脾化湿，和中消暑。用于脾胃虚弱，食欲不振，大便溏泻，白带过多，暑湿吐泻，胸闷腹胀。

（6）仙茅。补肾阳，强筋骨，祛寒湿。用于肾阳虚之阳痿精冷，筋骨痿软，腰膝冷痹，阳虚冷泻。

（7）补骨脂。温肾助阳，温脾止泻，固精缩尿，纳气平喘。用于肾阳虚之遗尿尿频，腰膝冷痛，肾虚作喘，五更泄泻。

（8）益智仁。温脾止泻摄唾，暖肾缩尿固精。用于脾胃虚寒之泄泻，肾虚遗尿，尿频，遗精等。

（9）菟丝子。滋补肝肾，固精缩尿，安胎，明目，止泻。用于脾肾虚泻，尿有余沥，遗尿尿频，兼见阳痿遗精，腰膝酸软等。

（10）石榴皮。涩肠止泻，止血，驱虫。用于久泻，久痢，便血，脱肛。

（11）肉豆蔻。温中行气，涩肠止泻。用于脾胃虚寒，久泻不止等。

（12）芡实。益肾固精，补脾止泻，祛湿止带。用于脾肾亏虚之脾虚久泻，梦遗滑精，遗尿尿频等。

●多尿

（1）山茱萸。补益肝肾，涩精固脱。用于肝肾亏虚之遗尿尿频，兼见眩晕耳鸣，腰膝酸痛，阳痿遗精，崩漏带下，大汗虚脱。亦治内热消渴。

（2）覆盆子。益肾，固精，缩尿。用于肾虚遗尿，小便频数，兼见阳痿早泄，遗精滑精。

（3）桑螵蛸。益肾固精，缩尿，止浊。用于遗尿尿频，兼见遗精滑精，小便白浊。

（4）金樱子。固精缩尿，涩肠止泻。用于遗精滑精，遗尿尿频，久泻久痢。

（5）补骨脂。温肾助阳，固精缩尿，纳气平喘，温脾止泻。用于肾阳虚之遗尿尿频，腰膝冷痛，肾虚作喘，五更泄泻。

（6）益智仁。温脾止泻摄唾，暖肾缩尿固精。用于脾胃虚寒之泄泻，肾虚遗尿，尿频，遗精等。

（7）菟丝子。滋补肝肾，固精缩尿，安胎，明目，止泻。用于脾肾虚泻，尿有余沥，遗尿尿频，兼见阳痿遗精，腰膝酸软等。

●肢体凉麻痛

（1）苏木。活血祛瘀，消肿定痛。用于血滞所导致的各种疼痛。

（2）地龙。清热定惊，通络，平喘，利尿。用于关节痹痛，肢体麻木，惊痫抽搐等。

（3）川芎。活血行气，祛风止痛。用于气滞血瘀之肢体麻木。

（4）丝瓜络。通络，活血，祛风。用于痹痛拘挛等。

（5）路路通。祛风活络，利水通经。用于关节痹痛，麻木拘挛，水肿胀满，乳少经闭。

（6）红花。活血祛瘀止痛。用于血瘀之肢体麻木、疼痛。

（7）桃仁。活血祛瘀，润肠通便。用于血瘀之肢体麻木、疼痛。

（8）乳香。活血止痛。用于心腹诸痛，筋脉拘挛，跌打损伤，疮痈肿痛。

（9）桑寄生。补肝肾，强筋骨，祛风湿，通经络，安胎元。用于腰膝酸痛，筋骨痿弱，偏枯等。

（10）鸡血藤。补血，活血，通络。用于麻木瘫痪等。

●**皮肤瘙痒**

（1）蝉蜕。疏散风热，利咽，透疹，退翳，解痉。用于风疹、皮肤瘙痒等。

（2）苦参。清热燥湿，杀虫，利尿。用于阴肿阴痒，湿疹，湿疮，皮肤瘙痒。

（3）白鲜皮。清热燥湿，祛风解毒。用于湿邪所致皮肤瘙痒。

（4）地肤子。清热利湿，祛风止痒。用于阴痒带下，风疹，湿疹，皮肤瘙痒。

（5）艾叶。散寒止痛，温经止血。外治皮肤瘙痒。

●**抑郁**

（1）合欢皮。解郁安神，活血消肿。用于心神不安，忧郁失眠，肺痈疮肿，跌扑伤痛。

（2）香附。行气解郁，调经止痛。用于肝郁气滞，胸胁、脘腹胀痛，消化不良，胸脘痞闷等。

（3）佛手。疏肝理气，和胃止痛。用于肝胃气滞，胸胁胀痛，胃脘痞满，食少呕吐。

（4）香橼。疏肝解郁，理气宽中，燥湿化痰。用于肝胃气滞，胸胁胀痛，脘腹痞满等。

（5）郁金。行气解郁，活血止痛，利胆退黄。治胸腹胁肋诸痛，肝郁气结。

●**食欲下降**

（1）砂仁。化湿开胃，温脾止泻，理气安胎。用于湿浊中阻，脘痞不饥，脾胃虚寒，呕吐泄泻等。

（2）豆蔻。化湿消痞，行气温中，开胃消食。用于湿浊中阻，不思饮食，湿温初起，胸闷不饥。

（3）石菖蒲。化湿开胃，开窍豁痰，醒神益智。用于脘痞不饥，健忘耳聋等。

（4）稻芽。健脾开胃，和中消食。用于宿食不化，胀满，泄泻，不思饮食。

（5）六神曲。健脾和胃，消食调中。用于饮食停滞，胸痞腹胀，呕吐泻痢。

（6）麦芽。行气消食，健脾开胃，退乳消胀。用于食积不消，脘腹胀痛，脾虚食少等。

（7）莱菔子。消食除胀，降气化痰。用于饮食停滞，脘腹胀痛，大便秘结，积滞泻痢等。

（8）山药。补脾，养肺，固肾，益精。用于脾虚泄泻，食少浮肿，肺虚咳喘，消渴等。

（9）刺五加。益气健脾，补肾安神。用于脾肾阳虚，体虚乏力，食欲不振，腰膝酸痛，失眠多梦。

● 口臭

（1）龙胆草。清热燥湿，泻肝胆火。用于口臭，口苦兼心烦易怒者。

（2）大黄。清热泻火，泻下攻积。用于口臭兼见便秘、口渴、实热者。

（3）藿香。芳香化湿醒脾，辟秽和中，发表解暑。用于湿困脾胃者，症见口臭，口中黏腻，四肢困重，胸脘满闷等。

（4）佩兰。芳香化湿，醒脾开胃，发表解暑。用于湿困脾胃者，症见口臭，口中黏腻，四肢困重，胸脘满闷等。

● 性功能障碍

（1）淫羊藿。补肾壮阳，祛风除湿。用于阳痿不举兼见小便淋漓不尽，腰膝无力，四肢不仁者。

（2）补骨脂。温肾助阳，固精缩尿，纳气平喘，温脾止泻。用于肾阳不足之阳痿遗精。

（3）仙茅。补肾阳，强筋骨，祛风湿。用于性功能障碍伴有腰膝酸冷、小便清长属肾阳虚者。

（4）柴胡。疏肝解郁。用于因肝气郁结、情绪不佳而引起的性功能障碍。

（5）龙胆草。清热利湿，清肝胆火。用于湿热下注的性功能障碍者，兼见阴囊潮湿、瘙痒。

（6）鹿茸。壮肾阳，益精血，强筋骨，调冲任，托疮毒。用于肾阳不足之阳痿滑精，宫冷不孕，兼见羸瘦，神疲，畏寒，眩晕，耳鸣，耳聋，腰脊冷痛，筋骨痿软，崩漏带下。

（7）锁阳。补肾阳，益精血，润肠通便。用于肾阳不足之阳痿滑精，兼见腰膝痿软，肠燥便秘。

● 水肿

（1）茯苓。利水渗湿，健脾，宁心安神。用于水肿尿少兼见痰饮所导致眩晕，脾虚食少，便溏泄泻，心神不安，惊悸失眠。

（2）薏米。利水渗湿，健脾止泻，排脓解毒。用于水肿，兼见脚气，小便不利，脾虚泄泻。

（3）泽泻。利水渗湿，泄热，化浊降脂。用于水湿内停之尿少、水肿、泻痢及湿热淋浊等。

（4）冬瓜皮。利水消肿，和中消暑。用于水肿胀满，兼见小便不利，暑热口渴，小便短赤。

（5）玉米须。利尿消肿，清肝利胆。用于水肿。

（6）大腹皮。行气宽中，行水消肿。用于水肿胀满，兼见脚气浮肿，小便不利，脘腹胀满等。

▶治疗糖尿病的常见中成药

●糖尿病前期

天芪降糖胶囊

药物组成：黄芪、天花粉、女贞子、石斛、人参、地骨皮、黄连（酒蒸）、山茱萸、墨旱莲、五倍子。

功能主治：益气养阴，清热生津。用于2型糖尿病气阴两虚证，症见倦怠乏力，口渴喜饮，五心烦热，自汗，盗汗，气短懒言，心悸失眠等，同时可辅助降糖，降低甘油三酯、总胆固醇水平及全血黏度。

用法用量：口服。每粒0.32g，每次5粒，每日3次。8周为1个疗程，或遵医嘱。

注意事项：孕妇忌用；定期复查血糖。偶见胃脘不适。本方含人参，不宜与藜芦、五灵脂同用。服药期间，应注意避免食用萝卜。含天花粉，不宜与川乌、附子和草乌同用。

●糖尿病期

（1）天芪降糖胶囊

药物组成、功能主治、用法用量及注意事项同糖尿病前期部分。

（2）津力达颗粒

药物组成：人参、黄精、麸炒苍术、苦参、麦冬、地黄、制何首乌、山茱萸、茯苓、佩兰、黄连、知母、炙淫羊藿、丹参、粉葛、荔枝核、地骨皮。

功能主治：益气养阴，健脾运津。用于2型糖尿病气阴两虚证，症见口渴多饮、消谷易饥、尿多、形体渐瘦、倦怠乏力、自汗盗汗、五心烦热、便秘等。同时具有一定降低甘油三酯、改善葡萄糖耐量作用。

用法用量：开水冲服。每袋9g，每次1袋，每日3次。8周为1个疗程，或遵医嘱。对已经使用西药患者，可合并使用本品，并根据血糖情况，酌情调整西药用量。

注意事项：孕妇慎用；定期复查血糖。可见胃肠道不良反应如腹泻、恶心，以及皮疹、瘙痒等过敏反应。本方含人参，不宜与藜芦、五灵脂同用。服药期间，应注意避免食用萝卜。忌食肥甘厚味、油腻食物。

（3）消渴平片

药物组成：人参、黄连、天花粉、天冬、黄芪、丹参、枸杞子、沙苑子、葛根、知母、五倍子、五味子。

功能主治：益气养阴，清热泻火，益肾缩尿。用于阴虚燥热、气阴两虚所致的消渴病，症见口渴喜饮、多食、多尿、消瘦、气短、乏力、手足心热；2型糖尿病见上述证候者。

用法用量：口服。每片0.3g，每次6~8片，每日3次，或遵医嘱。

注意事项：孕妇慎用。据文献报道，个别患者出现胃肠道反应，减量或继续服用后症状逐渐消失。本方含人参、丹参，不宜与藜芦、五灵脂同用。含天花粉，不宜与川乌、附子和草乌同用。服药期间，应注意避免食用萝卜。

（4）天麦消渴片

药物组成：五味子、麦冬、天花粉、吡考啉酸铬。

功能主治：滋阴，清热，生津。用于消渴病气阴两虚证，阴虚内热证，症见口渴多饮、消谷善饥、形体消瘦、气短乏力、自汗盗汗及五心烦热。

用法用量：口服。每片0.12g（含吡考啉酸铬1.6mg），第一周每次2片，每日2次，之后每次1~2片，每日2次。

注意事项：小儿和重型糖尿病患者应在医师指导下使用。本品含天花粉，不宜与川乌、附子和草乌同用。

（5）玉泉胶囊

药物组成：天花粉、葛根、麦冬、人参、茯苓、乌梅、黄芪、甘草、地黄、五味子。

功能主治：养阴益气，生津止渴，清热除烦。主治气阴不足，口渴多饮，消食善饥，糖尿病属上述证候者。

用法用量：口服。每粒0.6g，每次5粒，每日4次。

注意事项：孕妇忌服。本方含人参，不宜与藜芦、五灵脂同用。服药期间，应注意避免食用萝卜。本品含天花粉，不宜与川乌、附子和草乌同用。

●糖尿病见餐后血糖升高

桑枝总生物碱片

药物组成：桑枝总生物碱。

功能主治：配合饮食控制及运动，适用于2型糖尿病餐后高血糖患者，或使用其他糖苷酶抑制剂不良反应明显的患者。

用法用量：嚼服。每片含桑枝总生物碱50mg。嚼碎后与第一口或前几口食物一起服用。起始剂量，每次1片，每日3次，4周后递加至每次2片，每日3次。

注意事项：①对本品及本品所含成分过敏者、既往接受过α-糖苷酶抑制剂类药物治疗过敏者禁用。②有明显消化和吸收障碍的慢性胃肠功能紊乱患者禁用。③患有由于肠胀气而可能恶化的疾病（如严重的疝气、肠梗阻、肠道术后和肠溃疡）的患者禁用。④妊娠及哺乳期妇女禁用。⑤严重肝、肾脏功能损害的患者禁用。⑥服用本品治疗期间，由于结肠内糖类酵解增加，进食蔗糖或含有蔗糖的食物常会引起腹部不适，甚至导致腹泻。⑦服用本品期间，避免同时服用考来烯胺、肠道吸附剂和消化酶类制剂，以免影响本品的疗效。

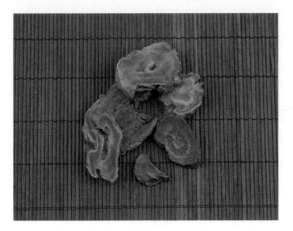

●糖尿病肾脏疾病

（1）渴络欣胶囊

药物组成：黄芪、女贞子、水蛭、大黄、太子参、枸杞子。

功能主治：益气养阴，活血化瘀。用于糖尿病肾病属气阴两虚兼夹血瘀证，症见咽干口燥，倦怠乏力，多食易饥，气短懒言，五心烦热，肢体疼痛，尿混或浑浊。

用法用量：口服。每粒0.5g，每次4粒，每日3次。疗程8周。

注意事项：尚不明确。请仔细阅读说明书并遵医嘱使用。个别患者偶见腹痛、腹泻。

（2）肾炎康复片

药物组成：西洋参、人参、地黄、杜仲（炒）、山药、白花蛇舌草、黑豆、土茯苓、益母草、丹参、泽泻、白茅根、桔梗。

功能主治：益气养阴，补肾健脾，清解余毒。主治慢性肾小球肾炎，属于气阴两虚，脾肾不足，毒热未清证者，表现为神疲乏力、腰酸腿软、面浮肢肿、头晕耳鸣、蛋白尿、血尿等症。

用法用量：口服。每片0.3g，每次8片，每日3次，小儿酌减或遵医嘱。4周为1个疗程，服用12个疗程。

注意事项：服药期间忌辛、辣、肥、甘等刺激性食物，禁房事。

（3）六味地黄丸

药物组成：熟地黄、酒萸肉、牡丹皮、山药、茯苓、泽泻。

功能主治：滋阴补肾。用于肾阴亏损证，症见头晕耳鸣，腰膝酸软，骨蒸潮热，盗汗遗精，消渴。

用法用量：口服。水丸（每袋5g）；水蜜丸（每袋6g）；小蜜丸（每瓶120g）。水丸每次5g，水蜜丸每次6g，小蜜丸每次9g，每日2次。

注意事项：有实热证者禁用。

（4）冬虫夏草制剂

金水宝片

药物组成：发酵虫草菌粉（Cs-4）。

功能主治：补肾保肺，秘精益气。用于肺肾两虚，精气不足，久咳虚喘，神疲乏力，不寐健忘，腰膝酸软，月经不调，阳痿早泄；慢性支气管炎、慢性肾功能不全、高脂血症、肝硬化见上述证候者。

用法用量：口服。每片0.42g（含发酵虫草菌粉0.25g），每次4片，每日3次；用于慢性肾功能不全者，每次8片，每日3次；或遵医嘱。

注意事项：尚不明确。

百令胶囊

药物组成：发酵冬虫夏草菌粉（Cs-C-Q80）。

功能主治：补肺肾，益精气。用于肺肾两虚引起的咳嗽、气喘、咯血、腰背酸痛、面目虚浮、夜尿清长；慢性支气管炎、慢性肾功能不全的辅助治疗。

用法用量：口服。每粒0.5g。每次2~6粒，每日3次；用于慢性肾功能不全者：每次4粒，每日3次；8周为1个疗程。

注意事项：忌辛辣、生冷、油腻食物。

（5）黄葵胶囊

药物组成：黄蜀葵花。

功能主治：清利湿热，解毒消肿。用于慢性肾炎之湿热证，症见浮肿、腰痛、蛋白尿、血尿、舌苔黄腻等。

用法用量：口服。每粒0.43g。每次5粒，每日3次。8周为1个疗程。

注意事项：孕妇忌服，本品宜饭后服用；个别患者用药后可能出现上腹部胀满不适。

●糖尿病视网膜病变

（1）芪明颗粒

药物组成：黄芪、葛根、地黄、枸杞子、决明子、茺蔚子、蒲黄、水蛭。

功能主治：益气生津，滋养肝肾，通络明目。用于2型糖尿病视网膜病变单纯型，中医辨证属气阴亏虚、肝肾不足、目络瘀滞证，症见视物昏花、目睛干涩、神疲乏力、五心烦热、自汗盗汗、口渴喜饮、便秘、腰膝酸软、头晕、耳鸣。

用法用量：开水冲服。每袋4.5g。每次1袋，每日3次。

注意事项：孕妇慎用；服用本药期间仍需服用基础降糖药物，以便有效控制血糖；服用本品期间应忌食辛辣油腻食物；服药期间出现胃脘不适、大便稀溏者，可停药观察；脾胃虚寒者，出现湿阻胸闷、胃肠胀满、食少便溏者，或痰多者不宜使用；与大剂量养阴生津、活血化瘀中药合用，或与大剂量扩张血管药物合用，应咨询有关医师。

（2）和血明目片

药物组成：蒲黄、丹参、地黄、墨旱莲、菊花、黄芩（炭）、决明子、车前子、茺蔚子、女贞子、夏枯草、龙胆、郁金、木贼、赤芍、牡丹皮、当归、川芎。辅料为糊精、硬脂酸镁。

功能主治：凉血止血，滋阴化瘀，养肝明目。用于阴虚肝旺，热伤络脉所引起的眼底出血。

用法用量：口服。每片0.31g，每次5片，每日3次。

注意事项：尚不明确。

（3）杞菊地黄丸（浓缩丸）

药物组成：枸杞子、菊花、熟地黄、酒萸肉、牡丹皮、山药、茯苓、泽泻。辅料为蜂蜜。

功能主治：滋肾养肝。用于肝肾阴亏证，症见眩晕耳鸣，畏光，迎风流泪，视物昏花。

用法用量：口服。每8丸相当于原药材3g。每次8丸，每日3次。

注意事项：感冒发热患者不宜服用；有高血压、心脏病、肝病、糖尿病、肾病等慢性病严重者应在医师指导下服用。

（4）明目地黄丸

药物组成：熟地黄、山茱萸（制）、牡丹皮、山药、茯苓、泽泻、枸杞子、菊花、当归、白芍、蒺藜、石决明（煅）。辅料为：淀粉、糊精。

用法用量：口服。每次8~10丸，每日3次。

功能主治：滋肾，养肝，明目。用于肝肾阴虚引起的目涩畏光，视物模糊，迎风流泪。

注意事项：暴发火眼者忌用，其表现为眼白充血发红，怕光、流泪、眼屎多。

●**糖尿病周围神经病变**

（1）木丹颗粒

药物组成：黄芪、延胡索（醋制）、三七、赤芍、丹参、川芎、红花、苏木、鸡血藤。

功能主治：益气活血，通络止痛。用于治疗糖尿病性周围神经病变属气虚络阻证，临床表现为四肢末梢及躯干部麻木、疼痛及感觉异常，或见肌肤甲错、面色晦暗、倦怠乏力、神疲懒言、自汗等。

用法用量：饭后半小时服用，温开水冲服。每袋7g，每次1袋，每日3次。4周为1个疗程，可连续服用2个疗程。

注意事项：过敏体质及对本品过敏者禁用。严重肝肾功能障碍者请在医师指导下使用。

（2）芪丹通络颗粒

药物组成：黄芪、丹参、当归、附子（制）、桂枝、赤芍、川芎、川牛膝、细辛、土茯苓、知母、麻黄。

功能主治：活血温阳，通络止痛。用于治疗糖尿病周围神经病变属气虚血瘀，寒凝脉阻证。临床表现为四肢自发性疼痛，肢端麻木，四肢发凉，肢软无力，感觉异常或减退；或见舌质紫黯或黯淡，脉细或细涩。

用法用量：饭前半小时温开水冲服，每次1袋，每日3次，8周为1个疗程。

注意事项：偶见返酸、恶心、便秘和上腹部不适等胃肠道反应，一般不影响继续治疗。有出血倾向或凝血机制障碍者、或快速心律失常者、阴虚阳亢者禁用；过敏体质及对本品过敏者禁用。

（3）消渴通脉口服液

药物组成：黄芪、葛根、丹参、水蛭、川芎、川牛膝。

功能主治：益气养阴清热，活血化瘀通络。主治消渴病气阴两虚兼血瘀证，症见倦怠、乏力、口干、肢体麻木、疼痛，甚则青紫溃破等，适用于2型糖尿病兼神经血管病变。

用法用量：口服。每次20mL，每日3次。

注意事项：孕妇慎用。

（4）糖脉康胶囊（颗粒、片）

药物组成：黄芪、地黄、赤芍、丹参、牛膝、麦冬、黄精、葛根、桑叶、黄连、淫羊藿。

功能主治：养阴清热，活血化瘀，益气固肾。用于气阴两虚血瘀所致的口渴喜饮，倦怠乏力，气短懒言，自汗，盗汗，五心烦热，胸中闷痛，肢体麻木或刺痛，便秘。

用法用量：口服。胶囊：每粒0.5g，每次6粒，每日3次。片剂：每片0.6g，每次5片，每日3次。颗粒：每袋5g，每次1袋。每日3次。

注意事项：孕妇禁服。忌酒，忌食辛辣刺激性食物。

● 糖尿病胃肠病

（1）香砂六君丸

药物组成：木香、砂仁、党参、白术（炒）、茯苓、炙甘草、陈皮、半夏（制）、生姜、大枣。

功能主治：益气健脾，和胃。用于脾虚气滞引起的消化不良，嗳气食少，脘腹胀满，大便溏泄。

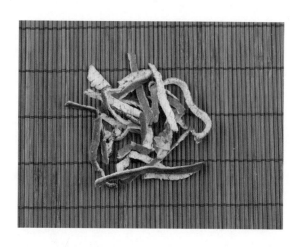

用法用量：口服。每次12丸，每日3次。

注意事项：孕妇忌用。忌食生冷油腻不易消化食物；不适用于口干、舌少津、大便干者；不适用于急性胃肠炎、主要表现为恶心、呕吐、大便水泻频频，脘腹作痛。

（2）参苓白术颗粒

药物组成：人参、茯苓、麸炒白术、山药、炒白扁豆、莲子、麸炒薏米、砂仁、桔梗、甘草。

功能主治：补脾胃，益肺气。用于脾胃虚弱引起的食少便溏，气短咳嗽，肢倦乏力。

用法用量：口服。每袋3g，每次1袋，每日3次。

注意事项：忌食不易消化的食物；感冒发热患者不宜服用；有高血压、心脏病、肝病、糖尿病、肾病等慢性病严重者或儿童、孕妇应在医师指导下服用。本方含人参，不宜与藜芦、五灵脂同用，服药期间，应注意避免食用萝卜。

● 糖尿病足

（1）木丹颗粒

药物组成：黄芪、延胡索（醋制）、三七、赤芍、丹参、川芎、红花、苏木、鸡血藤。

功能主治：益气活血，通络止痛。用于治疗糖尿病性周围神经病变属气虚络阻证，临床表现为四肢末梢及躯干部麻木、疼痛及感觉异常，或见肌肤甲错、面色晦暗、倦怠乏力、神疲懒言、自汗等。

用法用量：饭后半小时服用，用温开水冲服。每袋7g，每次1袋，每日3次。4周为1个疗程，可连续服用2个疗程。

注意事项：过敏体质及对本品过敏者禁用。严重肝肾功能障碍者请在医师指导下使用。

（2）生肌玉红膏

药物组成：白芷、甘草、归身、血竭、轻粉、白蜡、紫草、麻油。

功能主治：活血去腐，解毒生肌。主治痈疽、发背等疮，溃烂流脓，以及疗疮、疗根脱出需长肉收口者。

用法用量：外用。疮面洗清后适量外涂本膏，每日1次。

注意事项：过敏体质及对本品过敏者禁用。

● 糖尿病合并脂代谢紊乱

血脂康胶囊

药物组成：红曲。

功能主治：除湿祛痰，活血化瘀，健脾消食。用于脾虚痰瘀阻滞证，症见气短、乏力、头晕、头痛、胸闷、腹胀、食少纳呆等；用于高脂血症；也可用于由高脂血症及动脉粥样硬化引起的心脑血管疾病的辅助治疗。

用法用量：口服。每粒0.3g，每次2粒，每日2次，早晚饭后服用；轻、中度患者每日2粒，晚饭后服用或遵医嘱。

注意事项：对本品过敏者禁用；活动性肝炎或无法解释的血清氨基转移酶升高者禁用；不推荐孕妇及乳母使用。用药期间应定期检查血脂、血清氨基转移酶和肌酸磷酸激酶；有肝病史者服用本品尤其要注意肝功能的监测；在本品治疗过程中，如发生血清氨基转移酶增高达正常高限3倍，或血清肌酸磷酸激酶显著增高时，应停用本品。

●糖尿病伴焦虑抑郁

（1）柴胡疏肝丸

药物组成：柴胡、青皮、陈皮、防风、木香、枳壳、乌药、香附、姜半夏、茯苓、桔梗、厚朴、紫苏梗、豆蔻、甘草、山楂、当归、黄芩、薄荷、槟榔、六神曲、大黄、白芍、三棱、莪术。

功能主治：疏肝理气，消胀止痛。用于肝气不舒所致的胸胁痞闷，食滞不消，呕吐酸水。

用法用量：口服。每丸10g，每次1丸，每日2次。

注意事项：本品适用于肝气不舒所致的痞证、呕吐、胁痛，不适用于由肝胆湿热，食滞胃肠，脾胃虚寒等原因所引起的上述病症；本品含有行气、破血之品，有碍胎气，孕妇慎用；服药期间饮食宜用清淡易消化之品，忌食辛辣油腻，以免助湿伤脾，有碍气机。

（2）逍遥丸

药物组成：柴胡、当归、白芍、炒白术、茯苓、炙甘草、薄荷、生姜。

功能主治：疏肝健脾，养血调经。用于肝郁脾虚所致的郁闷不舒、胸胁胀痛、头晕目眩、食欲减退、月经不调。

用法用量：口服。浓缩丸每8丸相当于原药材3g，每次8丸，每日

3次。

注意事项：过敏体质及对本品过敏者禁用；忌生冷及油腻难消化的食物。

▶降糖中药的配伍禁忌

●严格遵守十八反、十九畏

十八反：甘草反甘遂、大戟、海藻、芫花；乌头反贝母、瓜蒌、半夏、白蔹、白及；藜芦反人参、沙参、丹参、玄参、细辛、芍药。

十九畏：硫黄畏朴硝，水银畏砒霜，狼毒畏密陀僧，巴豆畏牵牛，丁香畏郁金，川乌、草乌畏犀角，牙硝畏三棱，官桂畏赤石脂，人参畏五灵脂。

●重视妊娠用药禁忌

禁用药：如水银、砒霜、雄黄、轻粉、斑蝥、马钱子、蟾酥、川乌、草乌、藜芦、胆矾、瓜蒂、巴豆、甘遂、大戟、芫花、牵牛子、商陆、麝香、干漆、水蛭、虻虫、三棱、莪术等。

慎用药：如牛膝、川芎、红花、桃仁、姜黄、牡丹皮、枳实、大黄、番泻叶、芦荟、芒硝、附子、肉桂等。

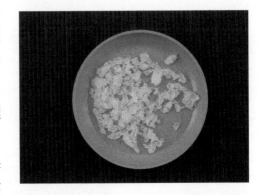

●强调在辨证的基础上合理选药

避免根据现代药理研究结果简单组合，堆砌降糖中药，背离中医理论的指导。必须在中医师的指导下辨证选药。

» 降糖中西药的联合应用

　　中西药联合应用治疗糖尿病的原则是：主次分明，优势互补。中西药联合治疗时必须以一类药物为主，或以中药为主，或以西药为主，主要治疗药物控制病情，辅助药物加强疗效并减少不良反应，充分发挥中西药的各自优点，扬长避短。中、西药物不合理应用会带来一定的危险，比如消渴丸含西药降糖成分格列本脲，主要是通过刺激胰岛素的分泌来达到降糖效果，与磺脲类药物合用会增加低血糖的发生率，并加重胰岛β细胞的负担。因此，在服药期间不要随意加服药物种类，能单用西药或中药治愈的疾病，应尽量避免不必要的中、西药物结合，以减少不合理的中西药物配伍引起的不良反应。

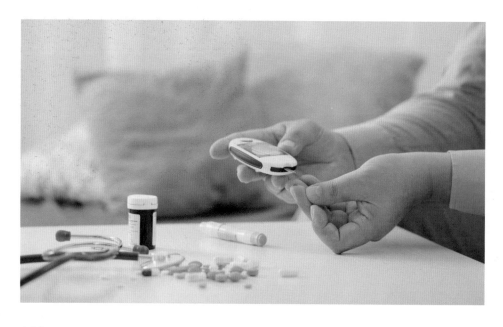

≫ 常见降糖西药与非降糖西药的联合应用

在使用降糖药时，需注意忌用某些药物，否则会降低药效，甚至危及生命。另有一些药物，与口服降糖药或胰岛素合用，会相互干扰，影响疗效，甚至产生毒性反应（表2-3，表2-4）。

表2-3 口服降糖西药与非降糖西药的配伍结果

降糖西药	非降糖西药	配伍结果
磺脲类	西咪替丁、氯霉素、氟康唑、磺胺类、香豆素类抗凝药	延缓降血糖药物的代谢，增加降糖作用
	水杨酸盐类、贝特类降脂药、双香豆素类抗凝药	与降糖药竞争和蛋白结合，增加降糖作用
	奎尼丁、胍乙啶、胰岛素类、单胺氧化酶抑制药和其他口服降血糖药	本身具有降糖作用，增加降糖效果
	β受体阻滞剂	增加低血糖风险，掩盖低血糖症状，联用可致不良反应增强
	糖皮质激素、噻嗪类利尿剂、利福平、苯妥英钠、雌激素	减弱本品的降糖作用，易产生高血糖，需要调整使用剂量
格列奈类	单胺氧化酶抑制剂、非选择性β受体阻滞剂、非甾体类抗炎药、水杨酸类、奥曲肽、乙醇	增强降血糖作用，增加低血糖风险
	甲状腺制剂、避孕药、拟交感神经药、噻嗪类利尿药、糖皮质激素、苯妥英钠、肾上腺皮质激素	可引起血糖升高，联用时需增加本品剂量，停用这些药物后要注意防止低血糖的发生
	β受体阻滞剂、非选择性β受体阻滞剂	可增加本品的降糖作用，可能会掩盖低血糖症状
	酮康唑、氟康唑、红霉素	可升高本品的血药浓度，应避免联用
	利福平	可降低本品的血药浓度，使药效降低

续表

降糖西药	非降糖西药	配伍结果
双胍类	氨苯蝶啶、阿米洛利、地高辛、奎尼丁、雷尼替丁、万古霉素、普鲁卡因胺	理论上可与本品竞争肾小管转运系统,使药效增强,建议密切监测以调整给药量
	雌激素、钙拮抗剂、甲状腺制剂、避孕药、拟交感神经药、噻嗪类利尿剂、糖皮质激素、吩噻嗪类	可引起血糖升高,联用时应增加本品的剂量,并监测血糖。停用这些药物后要密切注意低血糖的发生
	维生素B$_{12}$	可减少肠道对维生素B$_{12}$的吸收,使血红蛋白减少,产生巨幼细胞贫血,应避免联用
	吲达帕胺	易发生乳酸性酸中毒,应避免联用
	双香豆素类	可增强抗凝血作用,增加出血倾向,应避免联用
α-糖苷酶抑制剂	甲状腺激素、肾上腺素、考来烯胺消化酶制剂	会降低本品的降糖作用,使药效降低
SGLT-2抑制剂	利尿剂	导致尿量增加和尿频,从而可能增加血容量不足的风险

表2-4 胰岛素与非降糖西药的配伍结果

联用药物	结果
抗凝血药、水杨酸类、磺胺类等药物	与胰岛素竞争血浆蛋白,使游离胰岛素升高,增强其作用
单胺氧化酶抑制剂、蛋白同化激素	增强胰岛素的作用
糖皮质激素、生长激素、胰高糖素及甲状腺素	对抗胰岛素的降糖作用
氢氯噻嗪、肾上腺素、苯妥英钠	可使胰岛素作用减弱
口服避孕药及烟酸	可降低胰岛素的降糖作用

续表

联用药物	结果
β 受体阻滞剂	可阻断肾上腺素的升血糖作用，使发生低血糖的糖尿病患者的血糖大幅度降低，两药合用时，应特别注意
可乐定	能抑制儿茶酚胺的分泌，掩盖糖尿病病人出现低血糖时的反应
氯丙嗪、碳酸锂	能升高血糖，减弱胰岛素的作用
芬氟拉明、胍乙啶	有协同降血糖作用

≫ 降糖药物治疗是长期的甚至是终身的

得了糖尿病后，很多患者首先想到的就是快速降血糖，恨不得一天就把血糖降下来。这种心情可以理解，但不能"拔苗助长"，违背医学科学道理。

▶糖尿病是可治疗但尚不能治愈的疾病

糖尿病是一种慢性、终身性疾病。就目前医疗水平而言，尚不能根治，但是大量实例已经表明，糖尿病患者如果能坚持长期、正规、科学治疗，多数是能够达到正常人或接近正常人的生活水平的。关键在于掌握药物治疗的方法，在长时期内将血糖控制在一个良好的范围内。

▶终身治疗不可怕，不治疗才可怕

一部分患者习惯根据自我感觉来判断服药后血糖控制得好坏，或自行停药，或盲目加量，或换别的药服用，或服药无规律，这些都是错误的做法。实际上，药效的发挥是一个循序渐进的过程，随着用药时间的延长，药效才会逐渐显现。所以，不要轻易认为某种药物无效，就自行停药、换药。

还有些患者总害怕自己对降糖药或胰岛素产生依赖性，起病之初还能遵医嘱口服药物治疗，一旦血糖降至正常范围内就以为自己痊愈而自行将药物停掉，停药后饮食不控制，又没有药物作用，血糖很容易又反跳回到之前的水平，甚至高于原有水平。还有的患者糖尿病症状不明显，但几年之后出现手足麻木，视力及心肾功能下降的情况，这些都是不坚持用药，血糖控制不好引起的并发症。当出现这些并发症时再想起用药，已经错过了良好的治疗时机，此时即使给予正确、系统的治疗，也不能完全阻止疾病的进展。

此外，对于那些有家族史的患者更要坚持治疗，因为其体内存在易感基因，生活稍不规律或治疗不及时，不坚持治疗，就有发病或病情加重的可能。

▶糖尿病本身不可怕，可怕的是并发症

高血糖可影响全身各处，糖尿病的并发症是危及全身的，主要分为大血管并发症和微血管并发症，大血管并发症主要影响心脏、脑、下肢血管，微血管并发症主要影响肾脏、眼睛，另外还有一些神经并发症、足部病变等，这些全身并发症，已经成为导致糖尿病患者死亡、失明、截肢、生活质量下降以及经济负担加重的主要因素。对糖尿病患者来说，最大的隐患就是各种并发症。防治糖尿病并发症是治疗糖尿病的核心和重点。

▶轻装上阵，与糖尿病打一场"持久战"与"运动战"

要想预防并发症的发生就需要长期、规范、综合治疗。首先要调整心态，保持情绪乐观，增强自信心。其次做好打持久战的心理与物质准备，与医师配合，终身治疗，控制好各项基本指标，预防或延缓各种并发症的发生和发展。最后在抗击糖尿病的征程中，一定要结合运动战。糖尿病作为一种时刻存在，慢性、进行性、消耗性的代谢性疾病，还要根据病情变化，机体对治疗的反应，动态监测，适时调整治疗方案和病情管理策略，取得最佳治疗效果。

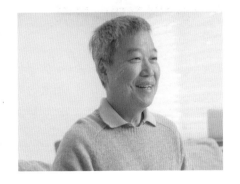

» 长期应用降糖药应注意的问题

目前，糖尿病患者仍然要坚持终身治疗。为保持良好疗效，并安全用药，长期使用降糖药应注意：

▶ 注意血糖波动情况

①避免由于口服药物剂量过大（尤其是磺脲类药物），饮食不配合，使用长效制剂或同时应用增强磺脲类降糖药作用的药物等所引起的药源性低血糖。②避免降糖药剂量偏大，虽发生低血糖反应，但由于反调节激素的作用，使清晨血糖反跳性升高，表现为空腹高血糖，即苏木杰现象。③避免降糖药剂量不足，药效维持不到清晨，清晨升血糖激素拮抗而使空腹血糖水平增高的黎明高血糖现象。

▶ 重视血糖监测

定期血糖监测，不要忽视餐后血糖、凌晨血糖和睡前血糖，争取全面达标。

▶ 注意肝肾功能情况

肝肾功能不全的糖尿病患者一定要严格掌握药物剂量，了解其不良反应，就诊时应把肝肾功能受损的病情告诉医师。以便医师根据情况减少药量、延长用药间歇期或者选用对肝肾功能影响较小的药物，必要时要定期做肝肾功能检查。

▶注意适时调整治疗方案

长期服用某一降糖药时，药效逐渐减弱，则须及时换用或加用另一种类制剂。老人、儿童、妊娠妇女、有某种慢性基础疾病者应在医师指导下，酌情及时调整药物剂量和种类。同时应定时、定量遵医嘱治疗。

▶注意药物不良反应

如有胃肠不适、皮肤过敏、白细胞减少、肝肾功能受损或低血糖反应时，应及时找医师处理，忌凭感觉、凭经验自行处理。

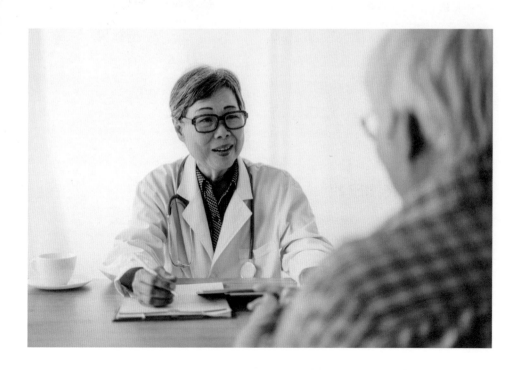

≫降糖药对糖尿病患者营养状况的影响

药物对人体具有双重作用，在带来正常治疗功效的同时，也会相应地产生某些不良反应。降糖药物除其明确的治疗作用外，对人体营养状况的影响也是较普遍且不易被察觉和重视的。降糖药物主要通过改变食欲、抑制营养物质的吸收、加速某些营养素的排泄来影响人体的营养状况。为了安全、有效地治病，患者应了解降糖药物对人体营养状况的常见不良影响。

▶食欲减退

常用的降血糖药双胍类药物如二甲双胍，GLP-1受体激动剂如利拉鲁肽、司美格鲁肽等可引起腹泻、恶心、呕吐、胃胀、乏力、消化不良、腹部不适等胃肠道反应，造成人体不同程度的食欲减退，进而影响营养物质摄取。

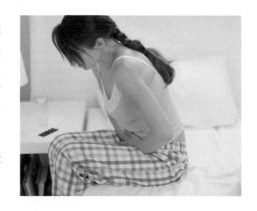

▶抑制营养物质吸收

（1）二甲双胍可减少维生素B_{12}的吸收。

（2）服用阿卡波糖时蔗糖分解为果糖和葡萄糖的速度更加缓慢。由于结肠内糖类酵解增加，蔗糖或含有蔗糖的食物常会引起腹部不适，甚至导致腹泻，电解质丢失。

▶营养代谢发生障碍

（1）α-糖苷酶抑制剂可致高钾血症。

（2）服用磺脲类药可致使人体出现低钠血症和抗利尿激素分泌异常。

（3）胰岛素可降低血浆镁水平，大剂量胰岛素可能降低磷水平。

总之，降糖药物导致的营养障碍，与用药时间长短、剂量大小、药物种类、原发疾病及服药者的年龄等有密切关系。患者应了解应用降糖药物治疗的必要性和潜在的危险性。预防药源性营养障碍的关键在于不滥用药物，在医师的指导下合理选用降糖药物。

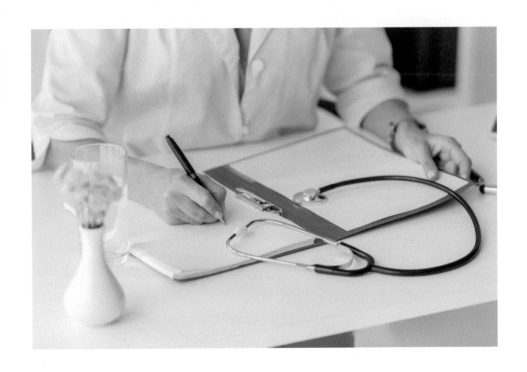

第三章

各类型糖尿病推荐用药

GELEIXING TANGNIAOBING TUIJIAN YONGYAO

» 糖尿病特殊人群

▶初发2型糖尿病

●西药

初发2型糖尿病患者，血糖多轻度升高。一般包括以前无糖尿病或无糖尿病症状，在体检中新确诊的糖尿病患者；以及已确诊糖尿病，但病情比较轻，且无明显并发症的患者。对于此类患者，采用饮食运动等生活方式干预治疗是其基础治疗。如经过3个月的饮食及运动治疗血糖控制不能达标者，需选用相应的药物开始治疗。

（1）二甲双胍为初发2型糖尿病患者的首选药物。从起始最低剂量开始，以后根据症状、血糖、尿糖情况酌情调整。例如，盐酸二甲双胍片每次250mg，每日2～3次；或每次500mg，每日2次；或每次850mg，每日1次，于餐中或饭后服用。

（2）对于二甲双胍无法耐受的患者，可更换为肠溶片或者缓释片，如盐酸二甲双胍缓释片/胶囊每次500mg，每日1次随晚餐服用；盐酸二甲双胍肠溶片/胶囊每次250mg，每日2～3次餐前半小时口服。若仍无法耐受，根据患者是否合并心血管或慢性肾脏病来选择降糖药物：合并动脉粥样硬化性心血管疾病、慢性肾脏病或有高危因素的患者，可选择GLP-1受体激动剂或者SGLT-2抑制剂；合并心力衰竭的患者，可选择SGLT-2抑制剂。

（3）儿童青少年初发2型糖尿病原则上可采用饮食、运动治疗，观察2～3个月，若血糖仍未达标者，可使用口服降糖药或胰岛素治疗以保证儿童的正常发育，对口服药的选择基本同成年人一样，但要注意用药个体化。须注意，口服降糖药的疗效和安全性都未在儿童中进行过全面评估。但应注意，二甲双胍不推荐用于10岁以下儿童患者。

以上治疗方案，应按患者的具体状况如年龄、心血管疾病史、肝肾功能、血糖高低等情况，并通过血糖监测，按病情适时调整药物用量。在医师的指导下，确定个体化的血糖控制目标。建议糖尿病患者不可操之过急，不要同时选择过多种类的药物，尽量选择两种作用机制不同的药物，配合个体化的饮食和运动方案，提高疗效，增加降糖的信心，以利于长期坚持治疗。

● **中成药**

可辨证选用桑枝总生物碱、玉泉胶囊、津力达颗粒。

● **中药代茶饮**

可选择生芦根汁、山萸肉饮、乌梅茶、桑叶茶等。

▶肥胖型糖尿病

一般BMI≥28kg/m²，即可诊断为肥胖症。肥胖对糖尿病患者的血糖控制十分不利。对于初发的2型糖尿病合并肥胖患者，通过药物帮助其减轻体重可控制血糖，改善甚至恢复正常糖耐量水平，从而防止病情进一步发展。

● **西药**

（1）奥利司他。该药为长效和强效的特异性胃肠道脂肪酶抑制剂，成人剂量为餐时或餐后1h内服用120mg胶囊1粒，每日3次。老年人无须调整剂量。奥利司他在减轻体重的同时常常伴随着血糖控制的改善，从而可能或需要减少口服降糖药的剂量。主要不良反应为胃肠道反应。患慢性吸收不良综合征或胆汁淤积症、对奥利司他或药物制剂中其他任何一种成分过敏的患者禁用，18岁以下青少年、妊娠或哺乳期妇女禁用。

（2）二甲双胍。是治疗2型糖尿病的首选降糖药，也是联用其他降糖药的基础用药，对2型糖尿病患者空腹及餐后高血糖均有降低作用，同时具有减轻体重、降低心血管风险的作用。二甲双胍尤其适合肥胖型2型糖尿病患者，在控制血糖的同时还可协助体重管理。

（3）GLP-1受体激动剂。能够延缓胃排空，通过中枢性的食欲抑制来减少进食量。因此，能够显著减轻体重，同时对血糖、血压、血脂也有降低作用，尤其适用于胰岛素抵抗、腹型肥胖的2型糖尿病患者。可选择利拉鲁肽、司美格鲁肽等药物。

（4）SGLT-2抑制剂。在降糖的同时，还可以降血压、降血酸，且兼具肾脏、心血管保护作用，能够减少内脏脂肪，适用于超重或肥胖2型糖尿病患者降糖、减轻体重。可选择达格列净、恩格列净、卡格列净等药物。

●中成药

可选择津力达颗粒，调节糖脂代谢；荷丹胶囊，改善体脂。

●中药代茶饮

（1）玉米须茶。取玉米须100g，洗净后，加500mL水小火煎煮半小时，静置片刻，每日分数次作茶饮。利尿消肿，减肥化痰。

（2）荷叶茶。取荷叶洗净后，切碎晒干（以叶大、完整、色绿、无斑点者为佳），每天取10g泡茶饮服。清热利湿，减肥健胃。

（3）槐茶。取嫩槐叶2.5kg，蒸熟，为片，晒干，捣烂为末作茶。每日煎如茶法，随时饮用。祛风滑肠，减肥降压。

▶消瘦型糖尿病

糖尿病患者中有一部分患者属于消瘦体形。患者在选择药物及调整剂量时应注重改善胰岛素抵抗及胰岛功能的保护，提倡早期使用胰岛素治疗，不主张过度使用刺激胰岛素分泌的药物。

●西药

（1）磺脲类与格列奈类。适用于经饮食、运动不能满意控制的患者，若无禁忌证，可依据病情，任意选择一种药物口服。可选择格列美脲、格列吡嗪、瑞格列奈等。

（2）磺脲类或格列奈类联合其他口服药。单用磺脲类或格列奈类治疗血糖仍不达标，HbA1c≥7%，效果差的患者，上述药物可分别与二甲双胍、吡格列酮或α-糖苷酶抑制剂中任意一种合用。需要注意不良反应的发生。

（3）胰岛素治疗。适用于1型糖尿病或2型糖尿病明显消瘦者，尤其是伴有严重心、肝、肾并发症或其他并发症者。酌情选用基础胰岛素方案、预混人胰岛素方案、基础-餐时胰岛素方案。根据三餐前后血糖及睡前血糖调整剂量。

（4）口服降糖药与胰岛素联合治疗。一般适用于胰岛功能降低的患者，根据胰岛素的缺乏程度，选择胰岛素和口服降糖药。有助于避免或延缓口服降糖药继发失效。

长效胰岛素类似物和中效人胰岛素可以和任何一种口服降糖药物联合使用，也可以同时使用两种或两种以上不同作用机制的口服降糖药物。如二甲双胍，磺脲类、格列奈类促胰岛素分泌剂，α-糖苷酶抑制剂等。

短效人胰岛素和速效胰岛素类似物可与二甲双胍、α-糖苷酶抑制剂口服降糖药物中的一种或两种联合使用。在使用每日3次的餐时胰岛素时，不建议同时使用磺脲类或格列奈类促胰岛素分泌剂。

预混人胰岛素和胰岛素类似物如预混人胰岛素30R、预混人胰岛素50R、预混门冬胰岛素30、预混赖脯胰岛素25等可与二甲双胍、α-糖苷酶抑制剂等口服降糖药物中的一种或两种联合使用。

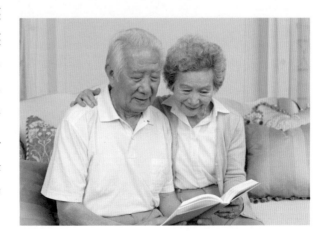

●中成药

可辨证选择六味地黄丸、金匮肾气丸等。

●中药单方

可选择猪胰粉、苦瓜粉、南瓜粉等。

▶老年糖尿病

老年糖尿病是指年龄≥60岁，包括60岁以前诊断和60岁以后诊断的糖尿病患者，具有慢性并发症发生早、多脏器功能减退、个体差异大、对低血糖耐受性差等特点。尽管血糖控制是重要的，但治疗中避免低血糖发生也是重点，控制目标可略放宽。因此，应根据老年患者的年龄、病程、预期寿命、并发症或合并症病情等严重程度，重视血糖监测，在饮食控制和运动治疗的基础上，为老年糖尿病患者制订安全而又合理的用药方案。

●西药

（1）二甲双胍。是老年糖尿病患者（无年龄限制）首选且可长期应用（除外肾功能不全）的降糖药。eGFR在45～60mL/min/1.73m^2，须减量使用；eGFR＜45mL/min/1.73m^{2}不推荐启用；eGFR＜30mL/min/1.73m^{2}应停用。胃肠道反应大和体重较轻的老年患者需小剂量起始、逐渐增加至有效剂量（1000mg/d），老年患者推荐最大剂量为每日2550mg。

（2）α-糖苷酶抑制剂。适用于以糖类食物为主要能量来源的中国老年糖尿病患者。服药后的胃肠道反应（腹胀、排气增多）米格列醇和伏格列波糖较轻，采用从小剂量起始，逐渐加量可有效减少胃肠道反应。有胃肠道疾病、功能障碍或手术史者不宜选用。阿卡波糖和米格列醇治疗的减重作用更强，可适用于需减重的老年患者。

（3）噻唑烷二酮类。可延缓糖尿病进程和较长时间稳定血糖，适用于新诊断、胰岛素抵抗为主要特征的老年糖尿病患者，单用不引发低血糖，有益于降低心脑血管粥样硬化性病变的进程。但有增加体重、水肿、加重心力衰竭、加重骨质疏松（骨折）的风险，老年患者应用需评估利弊。联合二甲双胍、GLP-1受体激动剂、SGLT-2抑制剂治疗，有助于增强疗效、减轻噻唑烷二酮类的不良反应。

（4）SGLT-2抑制剂。单独使用不增加低血糖发生的风险，但联合胰岛素或磺脲类药物可增加低血糖发生风险。中度肾功能不全患者应减量使用，eGFR＜45mL/min/1.73m^{2}的老年糖尿病患者不建议启用SGLT-2抑制剂，已使用患者须按说明书减量，eGFR＜30mL/min/1.73m^{2}者应停用。

（5）DPP-4抑制剂。单独应用不增加低血糖风险，对体重影响小，耐受性和安全性较好，适用于老年患者。

（6）磺脲类。对于老年患者，这类药物的低血糖风险大。缓释（格列齐特）和控释（格列吡嗪）剂型，服药后体内药物浓度平缓，低血糖发生少，推荐老年患者选用。除格列喹酮极少经肾脏代谢排出外，其余磺脲类药物均是肝脏代谢肾脏排出，eGFR＜45mL/min/1.73m^{2}需停用，可换用或选择格列喹酮。格列喹酮在eGFR＜30mL/min/1.73m^{2}时不宜应用，慎用于已接受血液透析的患者。

（7）格列奈类。米格列奈禁用于eGFR＜45mL/min/1.73m^2。该类药物的不良反应主要是进餐后或下次餐前低血糖、体重增加，需注意防范。可选择瑞格列奈等药物。

（8）GLP-1受体激动剂。可降低空腹血糖和餐后血糖，并有降低体重、血压和甘油三酯的作用，更适用于胰岛素抵抗、腹型肥胖的患者，应用于相同状态的老年患者也有较好的疗效和安全性。可选择与人GLP-1同源性较高的利拉鲁肽、司美格鲁肽。但该类药物不适用于较瘦弱的老年患者和存在胃肠功能异常尤其是有胃轻瘫的老年患者。

（9）胰岛素。用较大剂量多种口服降糖药联合应用仍不能很好地控制血糖，HbA1c≥7%者；严重高血糖（≥16.7mmol/L），有高渗性危象者；有严重并发症，尤其肾病、肾功能不全者；伴有感染、创伤等应急情况者；营养不足、形体消瘦者；及老年1型糖尿病者均应选用胰岛素治疗。建议应用胰岛素类似物，以更好地模拟生理性胰岛素分泌。

●中成药

可辨证选择六味地黄丸、玉泉胶囊、糖脉康颗粒等。

●中药代茶饮

可选择乌梅茶、山萸肉饮、枸杞子饮、地骨皮饮等。

▶儿童青少年糖尿病

在我国，目前儿童及青少年糖尿病仍以1型为主，占儿童和青少年糖尿病的90%左右。但随着生活方式的改变、肥胖儿童比例的增加，2型糖尿病发病率在青少年人群中不断上升。青少年2型糖尿病既不同于1型糖尿病，也不同于成人2型糖尿病（相比成人发病的糖尿病病程进展更为快速，也更难治疗），防控形势严峻。

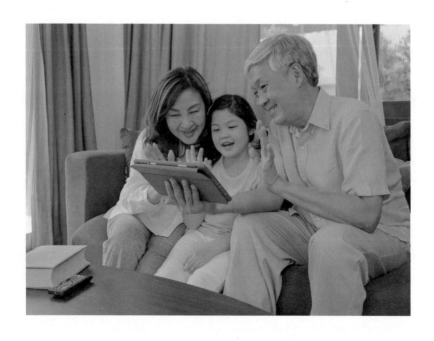

●儿童青少年1型糖尿病用药

（1）餐时胰岛素。包括速效胰岛素类似物和短效胰岛素。与短效胰岛素相比，速效胰岛素类似物具有更快的吸收速度及更短的起效时间。门冬胰岛素批准使用年龄在2周岁以上，赖脯胰岛素则在12周岁以上。由于速效胰岛素类似物在餐后即刻注射也能达到餐前注射的效果，故对于进食不规律的学龄前患儿可在餐后根据进食量立即注射。

（2）基础胰岛素。包括中效胰岛素和长效胰岛素及其类似物。中效胰岛素因在皮下吸收缓慢，较短效胰岛素具有更长的作用时间。中效胰岛素一般需每天注射2次（早晨、睡前）。由于中效胰岛素的吸收峰值出现在注射后5~7h，为降低夜间低血糖发生风险，单用中效胰岛素时应尽量在睡前给药。长效胰岛素及其类似物包括动物长效胰岛素与长效胰岛素类似物。长效胰岛素类似物能够更好地模拟生理性基础胰岛素分泌，较中效胰岛素日间变异性更小，低血糖发生率更低。目前常用的长效人胰岛素类似物有甘精胰岛素U100、甘精胰岛素U300和地特胰岛素，通常每天注射一次以达到稳定的基础胰岛素水平。对于中国儿童患者，甘精胰岛素U100及地特胰岛素在国内已获批用于6岁以上的儿童。

（3）预混人胰岛素及双胰岛素类似物。目前可以提供的超短效/短效和中效胰岛素的预混制剂比例有25：75（优泌乐25）、30：70（诺和锐30；诺和灵30R/甘舒霖30R、优泌林70/30）、50：50（诺和锐50、优泌乐50；诺和灵50R/甘舒霖50R）。预混人胰岛素使用便捷，但由于比例固定，尤其对于儿童，不易进行剂量调节，可能会影响血糖达标，不优先推荐。目前上市的双胰岛素类似物仅有德谷门冬双胰岛素，已在欧洲获批，可用于2周岁以上儿童，但国内暂无适应证。

●儿童青少年2型糖尿病用药

（1）二甲双胍。代谢稳定（HbA1c＜8.5%且无症状）并且肾功能正常的10岁及以上患儿首选二甲双胍治疗。

（2）胰岛素。①存在糖尿病症状、严重高血糖（血糖≥13.9mmol/L，

HbA1c≥8.5%）、存在酮症或酮症酸中毒则需要进行胰岛素治疗，每天1次中效胰岛素或基础胰岛素类似物即可有效治疗；如果没有酸中毒，可以联合应用二甲双胍。代谢稳定之后，可以在2～6周安全过渡到单一的二甲双胍治疗。②二甲双胍使用3～4个月后，HbA1c仍不能＜6.5%，强烈推荐加用基础胰岛素。③如果二甲双胍联合基础胰岛素（剂量达到0.5U/kg）血糖仍不能达标，则需要加用餐时胰岛素。

▶妊娠期糖尿病

妊娠期糖尿病是指在妊娠期间首次发生或发现的糖代谢异常。妊娠期间高血糖的主要危害包括孕妇发展为2型糖尿病、胎儿在宫内发育异常、新生儿畸形、巨大儿等。故应予以积极降糖治疗。

●中成药

可辨证选择六味地黄丸、知柏地黄丸等。

●中药单方

可选用猪胰粉、南瓜粉、蚕茧煎剂、冬瓜饮及乌梅茶等。

●胰岛素

胰岛素是妊娠期糖尿病的首选用药。可应用于孕期的胰岛素类

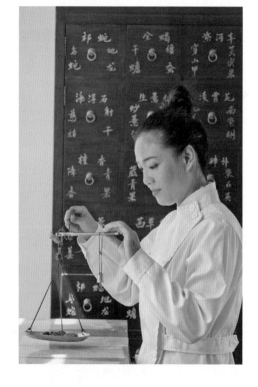

型包括所有的人胰岛素（短效、中效）、胰岛素类似物（门冬胰岛素、赖脯胰岛素及地特胰岛素）。妊娠期胰岛素治疗方案：对于空腹及餐后血糖均升高的患者，推荐三餐前短效/速效胰岛素联合中效/地特胰岛素治疗。

» 糖尿病并发症

▶糖尿病肾脏病

糖尿病肾脏病是指由糖尿病所致的慢性肾脏病，病变可累及全肾（包括肾小球、肾小管、肾间质等），是糖尿病特有的严重微血管并发症，也是造成死亡的主要原因。在早期可通过控制血糖、血压，使病情稳定以至逆转，发展至中期或者终末期时目前尚无效果显著的药物，只能通过透析治疗或者肾脏移植。

●西药

（1）控制血糖用药。可根据肾功能酌情选用双胍类、磺脲类、α-糖苷酶抑制剂、格列奈类、噻唑烷二酮类、DPP-4抑制剂及SGLT-2抑制剂，口服药无效者，应及早使用胰岛素或GLP-1受体激动剂。

（2）控制高血压。糖尿病肾脏病降压药的选择较为复杂，既要降压又要避免对肾脏的损害。血压应降到130/80mmHg以下，常需要联合用药，首选血管紧张素转化酶抑制剂（ACEI）、血管紧张素Ⅱ受体拮抗剂（ARB）或血管紧张素受体脑啡肽酶抑制剂（ARNI）类，必要时选择钙拮抗剂（CCB）、噻嗪类利尿剂、β受体阻滞剂。

①血管紧张素转化酶抑制剂。此类降压药在临床应用最广，是治疗糖尿病肾脏病高血压首选药物，疗效确切。肾动脉狭窄及肌酐水平明显升高者禁用。常用药物包括卡托普利、依那普利、培哚普利、福辛普利等。

②血管紧张素Ⅱ受体拮抗剂。ARB类降压药能延缓糖尿病肾脏病的进展，减少蛋白尿，是2型糖尿病肾脏病患者常用药物，尤适于对ACEI所致干咳不耐受者。常用药物包括缬沙坦、替米沙坦、厄贝沙坦等。

③血管紧张素受体脑啡肽酶抑制剂。ARNI类药物适用于原发性高

血压的患者。需要注意的是，本药禁止与ACEI合用，必须在停止ACEI治疗36h之后才能服用本药。2型糖尿病合并高血压患者禁止将本品与阿利吉仑联用。代表药物为沙库巴曲缬沙坦钠片，推荐起始剂量每次为200mg，每日1次。若无法充分控制血压，可增加至400mg，每日1次。

④钙拮抗剂。CCB类降压药也是治疗糖尿病肾脏病高血压的一类药物。有报道称该类药可降低餐后2h胰岛素水平，使血糖升高，不产生直立性低血压。故对糖尿病肾脏病高血压者，可以酌情选用。常用药物包括非洛地平、苯磺酸氨氯地平、硝苯地平等。

⑤噻嗪类利尿剂。针对有水钠潴留、尿少或无尿，水肿明显并伴高血压者，利尿药常作为优先选用。其中噻嗪类利尿剂具有良好的降压作用，与ACEI联合使用降压作用更为明显。但有排钾作用而引起低血钾，同时影响糖代谢，导致高血糖，所以选用时必须慎重。

（3）控制蛋白尿用药。ACEI、ARB是控制糖尿病肾脏病蛋白尿的主要药物。除此之外，临床还应用：

①胰激肽原酶肠溶片。本品可改善微循环，降低尿蛋白。用于治疗糖尿病肾脏病，也可用于原发性高血压的辅助治疗。空腹服用。每次120～240单位，每日360～720单位。本品为肠溶衣片，应整片吞服以防药物在胃中被破坏。脑出血及其他出血性疾病的急性期禁用。

②非奈利酮片。是一种非甾体选择性盐皮质激素受体拮抗剂。适用于2型糖尿病相关的慢性肾脏病成人患者，可降低eGFR持续下降、终末期肾病的风险，使肾脏、心血管双重获益。治疗前测量血清钾水平和估计eGFR，如果血清钾的值＞5.0mL/L，则不要开始治疗；eGFR＜25mL/min/1.73m^{2}不推荐使用。根据eGFR确定非奈利酮的推荐起始剂量。eGFR≥60mL/min/1.73m^2，每日20mg口服；eGFR≥25mL/min/1.73m^{2}且＜60mL/min/1.73m^2，每日10mg口服；在起始治疗的4周内和整个治疗期间监测血钾，基于血钾浓度和当前剂量进行调整。最常见不良反应为高钾血症。肾上腺功能不全者禁用。

●**中成药**

（1）黄葵胶囊。清利湿热，解毒消肿。用于慢性肾炎之湿热证。症见浮肿、腰痛、蛋白尿、血尿、舌苔黄腻。每粒0.5g，每次5粒，每日3次口服。

（2）渴络欣胶囊。益气养阴，活血化瘀。用于糖尿病肾脏病气阴两虚兼血瘀证。症见咽干口燥、倦怠乏力、多食易饥、气短懒言、五心烦热、尿浑浊。每粒0.5g，每次4粒，每日3次口服。

（3）冬虫夏草制剂。可调节免疫功能，补肾益肺。用于糖尿病肾脏病慢性肾功能不全患者，属肺肾气虚证。症见倦怠乏力，气短懒言，腰膝酸软，口淡无味，大便溏薄，夜尿清长，舌质淡，舌体胖大有齿痕，苔薄白或腻，脉沉弱者。代表药物有百令胶囊、金水宝片。百令胶囊每粒0.5g，每次2～6粒，每日3次口服；慢性肾功能不全患者每次4粒，每日3次口服。金水宝片每片0.42g，每次4片，每日3次口服；慢性肾功能不全患者每次8片，每日3次口服。

●**中药单方**

（1）玉米车前饮。玉米须50g，车前子20g，甘草10g，加水500mL煎取适量去渣温服，每日3次。用于湿热内蕴，小便不利者。

（2）徐长卿汤。徐长卿15g，白茅根12g，木通6g，冬葵子30g，滑石60g，加水500mL煎取适量，去渣温服，每日3次。具有清热利湿之效，用于肾功能衰竭。

（3）大黄粉制剂。取大黄粉每次6～10g，每日2次，或用大黄15～30g，水煎服，每日1剂，水煎10min，分2次口服。用于糖尿病合并肾衰属邪毒内盛，正气尚实。

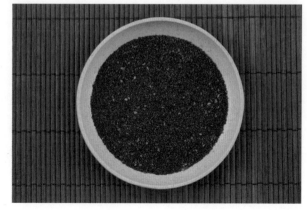

（4）番泻叶水。番泻叶15～20g，泡开水饮用。1～2h1次，连服3次。用于糖尿病合并肾衰竭，见小便量少，大便干燥或色黑等。

●中药保留灌肠方

生大黄、生牡蛎、蒲公英、白花蛇舌草各30g。水煎取汁100mL保留灌肠，每天1次，2周为1个疗程，温度应适宜，保留2h以上。请在医师指导下应用。

▶糖尿病视网膜病变

糖尿病视网膜病变是糖尿病严重的微血管并发症之一，约占糖尿病全眼并发症致盲率的80％。糖尿病视网膜病变可能无明显临床症状，严重者可出现突然的视力丧失、视网膜剥离、视网膜前或玻璃体积血等。

●西药

早期性糖尿病视网膜病变（Ⅰ、Ⅱ、Ⅲ期为非增殖型，亦称单纯型或背景型）除严格控制糖尿病，降低血糖、降低血压及调节血脂也是防治糖尿病视网膜病变的基本措施。

（1）控制血糖。良好的血糖控制，可以预防和（或）延缓糖尿病视网膜病变的发生及进展。推荐个体化的血糖控制目标，科学降糖，同时重视降糖的速度与幅度。

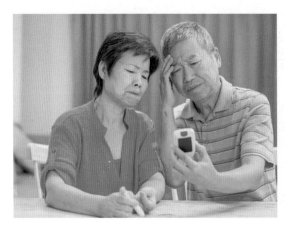

（2）控制血压。ACEI（如依那普利）或ARB类（如坎地沙坦）药物均可减少糖尿病视网膜病变发生风险，且可改善轻中度的糖尿病视网膜病变。

（3）调节血脂。伴有高甘油三酯血症的轻度非增殖型糖尿病性视网膜病患者，可采用非诺贝特治疗。非诺贝特在调节脂代谢紊乱、炎症、氧化应激、血管新生和细胞凋亡等方面有一定作用。

（4）改善微循环、增加视网膜血流量。①羟苯磺酸钙内服治疗非增殖型糖尿病性视网膜病变有一定效果。每次0.5g，每日3次。②胰激肽原酶主要用于微循环障碍性疾病，如糖尿病视网膜病，眼底病。眼底出血急性期者勿用。胰激肽原酶肠溶片每次120~240单位，每日3次，空腹服用。

（5）抗血管内皮生长因子。可用于糖尿病黄斑水肿的一线治疗，也可治疗部分增生型糖尿病视网膜病变。可选择雷珠单抗、阿柏西普等药物。

（6）其他。可口服抗血小板聚集药，如阿司匹林、双嘧达莫等，也可进行激光治疗。

●中成药

可辨证选择芪明颗粒、和血明目片及明目地黄丸（功效及用法见第二章）。除此之外复方丹参滴丸、复方血栓通胶囊等对糖尿病视网膜病变有辅助治疗作用。

（1）复方丹参滴丸。活血化瘀，理气止痛。用于2型糖尿病引起Ⅰ期（轻度）、Ⅱ期（中度）非增殖性糖尿病视网膜病变气滞血瘀证所致的视物昏花、面色晦暗、眼底片状出血，舌质紫黯或有瘀点瘀斑、脉涩或细涩。每丸27mg，每次20丸，每日3次口服。

（2）复方血栓通胶囊。活血化瘀，益气养阴。用于血瘀兼气阴两虚证的视网膜静脉阻塞，症见视力下降或视觉异常、眼底瘀血征象、神疲乏力、咽干、口干等。每粒0.5g，每次3粒，每日3次口服。

▶糖尿病周围神经病变

糖尿病神经病变是糖尿病最常见的慢性并发症，分为远端对称性多发性神经病变和自主神经病变，其中远端对称性多发性神经病变是最常见的类型，约占糖尿病神经病变的75%，也被称为糖尿病周围神经病变，一般表现为对称性多发性感觉神经病变，最开始影响下肢远端，逐渐向上发展，形成典型的"袜套样"和"手套样"感觉。约50%的糖尿病患者还会出现痛性的周围神经病变，表现为灼痛、电击样痛等。

● 西药

糖尿病神经病变早期的临床表现常较隐匿、易被忽略，发现时往往已处于不可逆转的阶段。因此，积极预防、早期干预尤为重要。

（1）控制血糖。良好的血糖控制不仅可以降低远端对称性多发性神经病变的发生率，还能减少糖尿病自主神经病变的发生。

（2）营养神经。可选择活性维生素B_{12}制剂甲钴胺，甲钴胺针剂每日500～1000μg，肌内注射或静脉滴注2～4周，其后给予甲钴胺片每次500μg，每日3次口服，疗程至少3个月。

（3）抗氧化应激。可选择α-硫辛酸，每日600mg，疗程3个月；若症状明显可以先采用α-硫辛酸针剂每日600mg静脉滴注2～4周，其后每日600mg继续口服治疗。

（4）抑制醛糖还原酶活性。可选择依帕司他，每次50mg，每日3次，餐前口服，疗程至少3个月。

（5）改善微循环。①前列腺素及前列腺素类似物：可选择前列腺素E1脂微球载体制剂，每日10μg静脉滴注2周，然后序贯给予贝前列腺素钠20～40μg，每日2～3次口服，连续治疗8周。②己酮可可碱：可静脉滴注0.1～0.2g，每日1～2次，每日最大剂量不超过0.4g，连续使用8周；口服的缓释片每次0.4g，每日1～2次，连续使用8周。③胰激肽原酶：每日40单位肌内注射，连续10天，然后隔天肌内注射1次，连续20天为1个疗程；口服制剂每次120～240单位，每日3次，疗程3个月。④巴曲酶：首次剂量10BU，以后隔日给予5BU，30BU为1个疗程。

（6）改善细胞能量代谢。可选择乙酰唑卡尼汀，口服250～500mg，每日2～3次，疗程6个月。

● **中成药**

可选择木丹颗粒、消渴通脉口服液、糖脉康胶囊（功效及用法用量见第二章治疗糖尿病的常见中成药）、复方丹参滴丸等。

复方丹参滴丸。活血化瘀，理气止痛。单用或联合甲钴胺均可改善DSPN患者的症状及神经传导速度。每丸27mg，每次20丸，每日3次口服。

● **中药熏洗**

（1）中药糖痛方

药物组成：桂枝、白芍、川芎、土鳖虫各10g，黄芪30g，姜黄15g，细辛3g。

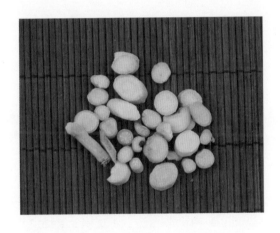

适应证：用于糖尿病周围神经病变气虚血瘀证。

用法用量：将药煎取1500mL，加温水至3000mL，水温控制在40℃，泡洗时间为20～30min，外洗患肢，每日2次。

（2）温经通络熏洗方

药物组成：当归、桃仁、红花、川牛膝、威灵仙、桂枝各25g，鸡血藤40g，花椒5g。

适应证：用于糖尿病周围神经病变阳虚寒凝证。

用法用量：将药煎取5000mL，水温控制在40℃，泡洗时间为20～30min，外洗患肢，每日2次。

（3）透骨散

药物组成：透骨草、伸筋草、桑枝、桂枝、赤芍、牡丹皮、艾叶各15g。

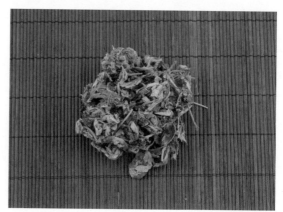

适应证：用于糖尿病周围神经病变瘀血阻络证。

用法用量：将药煎取2000～3000mL，水温控制在40℃，泡洗时间为20～30min，外洗患肢，每日1次。

▶糖尿病足

糖尿病足是指糖尿病患者足部因神经病变而失去感觉，因缺血失去活力而发生踝关节以下部位的溃疡、感染或坏疽，这些足部的病理变化，统称为糖尿病足。

●西药

（1）控制血糖。使用胰岛素配合饮食控制严格控制血糖，使血糖接近正常水平，避免低血糖的发生。积极纠正酮症酸中毒、低蛋白血症、肾脏并发症，积极治疗高血压、高脂血症等病症及影响坏疽愈合的各种不良因素。

（2）局部外科处理。坏疽局部清创、敷以抗菌和改善微循环的药物。早期一般不宜急于大面积彻底清创手术，应多采用"蚕食"的方法逐步清除坏死组织，保持引流通畅。不宜过分清洗。坏死组织基本清除后，局部可选用山莨菪碱、康复新液、表皮生长因子等局部敷贴，以促进肉芽组织生长。根据溃疡深度、面积、渗出及是否合并感染来决定换药及局部用药以及选用敷料。

（3）抗凝治疗。可选择双嘧达莫、肠溶阿司匹林等口服。

（4）促纤溶药。可选择静脉滴注尿激酶、链激酶等。

（5）改善微循环。①山莨菪碱。静脉滴注或口服分次投入，或静脉滴注结合口服法给药。该药可促进糖尿病性肢端坏疽侧支循环和肉芽新生，使溃疡愈合。前列腺肥大及青光眼患者禁用。②前列地尔注射液。用于治疗慢性动脉闭塞症引起四肢溃疡及微小血管循环障碍而导致的四肢静息疼痛，改善心脑血管微循环障碍。严重心力衰竭（心功能不全）患者禁用。

（6）抗菌治疗。根据细菌培养和药敏试验结果选用相应的抗生素。积极控制感染，根据细菌培养和药敏试验选用针对性强的抗生素，通过全身及局部用药控制感染。常用青霉素、庆大霉素、头孢菌素等抗生素。

（7）营养神经治疗。多用甲钴胺片、依帕司他胶囊、神经生长因子等药物。

（8）补充微量元素锌。微量元素锌缺乏可影响人体的免疫功能，可使伤口愈合延缓。糖尿病肢端坏疽患者常处于缺锌状态，故补锌治疗可提高患者免疫功能，增强组织的修复能力，有利于伤口的愈合。一般给予硫酸锌口服。

●中成药

（1）生肌育红膏。主治糖尿病肢端坏疽，证属热毒内蕴，营卫不足，气血凝结，经络阻滞所致的消渴脱疽，患处红肿溃烂，或流脓流水，久不收口，舌红苔黄，脉弦数。外用，将患处用生理盐水清洗后敷上本膏。

（2）金黄膏。清热解毒，散结消肿止痛。用于糖尿病足溃疡湿热毒盛证。症见患处红肿溃烂，久不收口，舌红苔黄，脉弦数。可取适量涂于纱布上贴患处。

（3）通塞脉片。活血通络，益气养阴。用于治疗糖尿病足脱疽属毒热证。患者可见患处疼痛，红肿或流脓流水。每片0.35g，每次5～6片，每日3次口服。

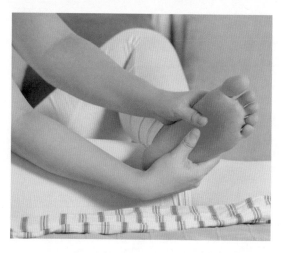

（4）脉络舒通颗粒。清热解毒，化瘀通络，祛湿消肿。用于治疗糖尿病足溃疡属湿热瘀阻脉络证。患处可见疼痛、肿胀、肤色黯红。每袋20g，每次1袋，每日3次，温开水冲服。

●中药验方

参考2019年《中西医结合防治糖尿病足中国专家共识（第1版）》将糖尿病足高危人群常见证候归纳为寒凝阻络证、痰瘀阻络证、湿热阻络证、气阴两虚证，具体治法如下：

（1）寒凝阻络证——阳和汤加减

组成：麻黄、熟地黄、鹿角胶、白芥子、炮姜炭、甘草、肉桂、桂枝。

功效：温经散寒通络。

（2）痰瘀阻络证——桃红四物汤加减

组成：桃仁、红花、熟地黄、当归、川芎、赤芍、地龙、川牛膝。

功效：化痰祛瘀通络。

（3）湿热阻络证——顾步汤加减

组成：黄芪、石斛、当归、牛膝、紫花地丁、太子参、金银花、蒲公英、菊花。

功效：清热利湿通络。

（4）气阴两虚证——四神煎合六味地黄丸加减

组成：黄芪、党参、熟地黄、山药、茯苓、白术、元参、麦冬、桃仁、红花、赤芍、牛膝。

功效：益气养阴活络。

»糖尿病合并症

▶糖尿病合并高血压

2型糖尿病与高血压的共患率为60%～80%，高血压是引起糖尿病动脉硬化的危险因素之一，积极防治糖尿病和高血压对于早期肾脏病变和视网膜病变有所裨益，可以延缓肾衰竭与视力恶化。糖尿病患者血压控制标准至少应在130/80mmHg以下。宜采用小剂量联合应用，避免单药剂量过大。总的原则是小剂量多药物联合应用。

●西药

糖尿病患者常合并有心功能不全、血脂异常、直立性低血压、肾功能不全、冠心病和胰岛素抵抗。在选择降压药物时应兼顾或至少不加重这些疾病，此点与非糖尿病患者有所不同。

（1）血管紧张素转换酶抑制剂。主要用于高血压合并糖尿病，或者并发心脏功能不全、肾脏损害有蛋白尿的患者。可选用卡托普利、依那普利、雷米普利等。主要不良反应为刺激性干咳。

（2）血管紧张素Ⅱ受体拮抗剂。能延缓糖尿病肾病的进展，减少蛋白尿，血管紧张素Ⅱ受体拮抗剂还能延缓大量白蛋白尿的产生。高血钾或双侧肾动脉狭窄患者禁用。血肌酐水平大于等于265umol/L者慎用。可选用氯沙坦、缬沙坦、厄贝沙坦片等。

（3）钙拮抗剂。可用于各种程度的高血压，尤其在老年高血压或合并稳定型心绞痛。心脏传导阻滞和心力衰竭患者禁用非二氢吡啶类钙拮抗剂。不稳定性心绞痛和急性心肌梗死禁用速效二氢吡啶类钙拮抗剂。可选用非洛地平缓释片、硝苯地平控释片、氨氯地平等。

（4）利尿剂。主要用于轻中度高血压，尤其在老年高血压或并发心力衰竭者，但痛风患者禁用，糖尿病和高脂血症患者慎用。小剂量可以避免低血钾、糖耐量降低和心律失常等不良反应。可选用氢氯噻嗪、吲达帕胺等。

（5）α-受体阻滞剂。可选用特拉唑嗪、哌唑嗪等。需要注意该类药物存在直立性低血压的不良反应。

（6）沙库巴曲缬沙坦钠片。治疗原发性高血压，推荐起始剂量每次200mg，每日1次口服。若无法充分控制血压，可增加至400mg，每日1次口服。需要注意的是，本药禁止与ACEI合用，必须在停止ACEI治疗36h之后才能服用本药。禁止用于存在ACEI或ARB治疗相关的血管性水肿既往病史的患者。2型糖尿病合并高血压患者禁止将本品与阿利吉仑联用。

●中成药

（1）杞菊地黄丸。具有滋补肝肾之功。适用于肝肾阴虚型高血压，症见肝肾阴亏，眩晕耳鸣，畏光，迎风流泪，视物昏花等。如水蜜丸，每次6g，每日2次；大蜜丸每丸9g，每次1丸，每日1次口服。

（2）牛黄降压丸。具有平肝潜阳，镇静降压之功。适用于糖尿病并发高血压，证属肝阳上亢、心肝火旺型，症见头目眩晕，痰火壅盛者。伴有脾虚腹泻者忌用。大蜜丸每丸1.6g，每次1~2丸，每日1次口服。

（3）脑立清丸。具有平肝潜阳，醒脑安神之功。适用于糖尿病并发高血压，症见头晕目眩、耳鸣口苦、心烦难眠者。孕妇及体弱者忌服。每次10丸（1.1g），每日2次口服。

（4）菊明降压丸。具有清肝泻火，祛风明目，降血压之功。适用于糖尿病并发高血压属肝火旺者。浓缩丸，每次6g，每日3次口服。

▶糖尿病合并高脂血症

糖尿病患者中约有1/3伴有脂蛋白代谢障碍，高脂血症是引起动脉粥样硬化，进而造成冠心病和脑血管意外的首要因素，是威胁糖尿病患者生命健康的主要危险因素。因此，必须积极治疗糖尿病患者的高脂血症。临床上多以降糖药与调血脂药联用治疗糖尿病并发高脂血症。

●**西药**

调节血脂药有多种，主要有以下几类。

主要降胆固醇药物：

（1）羟甲基戊二酸单酰辅酶A（HMG–CoA）还原酶抑制药。又称他汀类药，主要适用于高胆固醇血症，对轻、中度高甘油三酯血症也有一定疗效。可选择阿托伐他汀、瑞舒伐他汀等。

（2）胆固醇吸收抑制剂。该类降脂药通过抑制肠道的胆固醇转运蛋白从而抑制饮食和胆汁胆固醇在肠道的吸收，包括依折麦布和海博麦布。

（3）前蛋白转化酶枯草溶菌素9抑制剂（PCSK9抑制剂）。可选择依洛尤单抗和阿利西尤单抗，可显著降低平均低密度脂蛋白胆固醇水平达50%～70%。

（4）普罗布考。目前主要联合其他降脂药物用于治疗家族性高胆固醇血症患者，以减少皮肤黄色瘤的发生及严重程度。

（5）胆酸螯合剂。又称胆酸隔置剂，仅适用于单纯高胆固醇血症，对任何类型的高甘油三酯血症无效。对混合型高脂血症，须合用其他类型调节血脂药。主要制剂有考来烯胺。

主要降甘油三酯药物：

（1）氯贝丁酯类和苯氧乙酸类或称纤维酸类。又称为贝特类，此类药能有效降低血浆甘油三酯（TG）水平。主要适用于高甘油三酯血症或以甘油三酯升高为主的混合型高脂血症。可选择苯扎贝特、非诺贝特等。

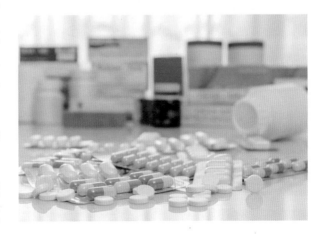

（2）烟酸类。烟酸属B族维生素，其用量

超过作为维生素作用的剂量时，有明显的调脂作用。该类药可降低胆固醇（TC）、甘油三酯（TG）、低密度脂蛋白胆固醇（LDL-C）。烟酸还可升高高密度脂蛋白胆固醇（HDL-C）水平。

（3）高纯度ω-3脂肪酸。有轻度降低TG和升高HDL-C的作用，主要适用于高甘油三酯血症，可降低TG25%～30%。

●中成药

（1）血脂康胶囊。有除湿祛痰，活血化瘀，健脾消食之功。用于脾虚痰瘀阻滞证的气短乏力、头晕、头痛、胸闷、腹胀、食少纳呆等高脂血症。每粒0.3g，每次2粒，每日2次口服。

（2）脂必泰胶囊。有消痰化瘀，健脾和胃之功。用于痰瘀互结、气血不利所致的高脂血症。症见头昏、胸闷、腹胀、食欲减退、神疲乏力等。每粒0.24g，每次1粒，每日2次口服。

（3）益多酯胶囊。消食，降血脂，通血脉，益气血。用于痰浊内阻、气血不足所致的动脉粥样硬化症、高脂血症等。每粒0.3g，每次5粒，每日3次口服。

（4）荷丹胶囊。化痰降浊，活血化瘀。用于痰浊，瘀血所致的高脂血症。每粒0.33g，每次4粒，每日3次口服。

▶糖尿病合并冠心病

冠心病是糖尿病最为常见的并发症，是指因冠状动脉粥样硬化及多种原因造成的心肌缺血、缺氧或坏死而引发的心脏病。

●西药

（1）血糖管理。优先使用GLP-1受体激动剂或SGLT-2抑制剂药物，可选择与二甲双胍联用。如患者处于严重高血糖状态（HbA1c＞10%或血糖水平≥16.7mmol/L，伴有明显高血糖相关症状），或伴有体重明显减轻，则应考虑启用胰岛素治疗。

（2）血脂管理。每年至少检查一次血脂水平。以降低LDL-C作为治疗目标（LDL-C目标值参照第二章表2-1中国2型糖尿病的控制目标），首选起始药物为中等强度的他汀类药物，如阿托伐他汀、瑞舒伐他汀，若LDL-C持续不达标可与依折麦布联用，如极高危患者联合应用上述两种药物4~6周仍不达标，则考虑加用PCSK9抑制剂。

（3）抗血小板治疗。2型糖尿病合并ASCVD患者如无禁忌证以阿司匹林（75~150mg/d）作为预防，并密切关注是否存在出血问题，如对阿司匹林不耐受或过敏可改用氯吡格雷（75mg/d）。

（4）血压管理。血压控制目标为<130/80mmHg，治疗时首选ACEI、ARB或ARNI类药物以改善冠心病患者的预后，防止出现心室重构。如卡托普利、依那普利、缬沙坦、沙库巴曲缬沙坦钠片等。如心率过快，可考虑联合应用β受体阻滞剂治疗。

（5）冠心病治疗。可选择β受体阻滞剂、钙拮抗剂、肾素-血管紧张素-醛固酮系统阻滞剂、硝酸酯类药物和抗缺血药物等。

（6）糖尿病合并心力衰竭治疗。对于合并心力衰竭的2型糖尿病患者应首选SGLT-2抑制剂，此类药物对于心血管获益效果是十分明显的，对于合并心力衰竭（射血分数降低）的非糖尿病患者同样可改善其预后，降低心力衰竭引发的住院风险。如SGLT-2抑制剂单药控制不佳，如无禁忌证情况下二甲双胍可作为其后首选药物，若2型糖尿病合并急性心力衰竭并处于应激状态，则建议应用胰岛素治疗。

（7）糖尿病合并心绞痛用药。①心绞痛急性发作时，可予阿司匹林300mg嚼服，缓解后每日可予75~150mg作为预防用药。②可采用舌下含服硝酸甘油或硝酸异山梨酯的方法缓解心绞痛。

（8）糖尿病合并无痛性心肌缺血用药。①硝酸酯类药物。可通过扩张动静脉血管，降低心脏前后负荷及耗氧量改善心绞痛。如硝酸异山梨酯、单硝酸异山梨酯缓释片。若产生头痛，可在开始治疗时服用非长效抑制剂以减少上述症状。②选择性β受体阻滞药。可通过抑制心脏收缩，减少心脏射血量，减慢心率以减少心肌耗氧量。如小剂量阿替洛尔口服。③长效钙拮抗药对早晨或上午发作较多的心肌缺血有较佳作用，如氨氯地平、硝苯地平缓释片等。

● **中成药**

（1）复方丹参滴丸。活血化瘀，理气止痛。适用于糖尿病性心脏病见胸中憋闷，心绞痛者。每丸27mg，每次10丸口服或舌下含服，每日3次。

（2）稳心颗粒（无蔗糖）。益气养阴，定悸复脉，活血化瘀。主治气阴两虚兼心脉瘀阻所致的心悸不宁，气短乏力，胸闷胸痛，适用于伴有心律失常，室性期前收缩（早搏），房性期前收缩等问题的糖尿病患者。偶见头晕、恶心，一般不影响用药。每袋5g，每次1袋，每日3次口服；或遵医嘱。

（3）速效救心丸。急性发作时10～15粒。口服或舌下含服，可增加冠脉血流量，缓解心绞痛。适用于糖尿病性心脏病胸闷、憋气、心前区疼痛等。

（4）通心络胶囊。益气活血，通络止痛。适用于冠心病心绞痛证属心气虚乏、血瘀络阻者。症见胸部憋闷，刺痛、绞痛，固定不移，心悸自汗，气短乏力，舌质紫黯或有瘀斑，脉细涩或结代。个别患者用药后可出现胃部不适或胃痛。每粒0.26g，每次2～4粒，每日3次口服。

（5）麝香保心丸。益气活血，芳香温通，益气强心。适用于缓解气滞血瘀所致的胸痹，症见心前区疼痛、固定不移，心肌缺血所致的心绞痛、心肌梗死见上述证候者。不可与藜芦、五灵脂、赤石脂及洋地黄类药物同用。每丸22.5mg，每次1～2丸，每日3次口服；或症状发作时服用。

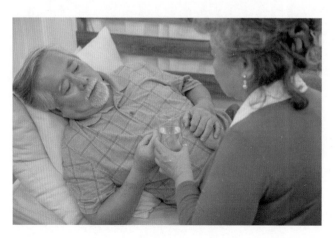

▶**糖尿病合并痛风**

痛风是由于嘌呤代谢紊乱和（或）尿酸排泄障碍所致的一组异质性疾病，临床上以高尿酸血症为主要特征，表现为反复发作的关节炎、痛风石形成，严重者可导致关节活动障碍和畸形，累及肾脏可引起慢性间质性肾炎和尿酸性肾石病。痛风为2型糖尿病临床常见慢性并发症之一。用药主要是在治疗糖尿病基础上，合用抑制尿酸生成、促进尿酸排泄以及具有双重作用的抗高尿酸血症的药物。在选择抗高尿酸血症药物时应兼顾或至少不加重糖代谢异常。

●西药

（1）急性期发作用药。①秋水仙碱。一般在痛风发作12h内需尽早应用。秋水仙碱不良反应随剂量增加而增加，常见有不良反应包括恶心、呕吐、腹泻等胃肠道反应，症状出现时应立即停药。对于肾功异常患者应在医师指导下减量服用。痛风与糖尿病均易合并血脂紊乱，秋水仙碱勿与他汀类降血脂药同用。每片0.5mg，急性期每1～2h服0.5～1mg（1～2片），直到关节症状缓解，或出现腹泻或呕吐，达到治疗量一般为3～5mg（6～10片），24h内不宜超过6mg（12片），停服72h后一日量为0.5～1.5mg（1～3片），分次服用，共7天。②非甾体抗炎药。若无禁忌证推荐早期足量使用非甾体抗炎药速效制剂。常见的不良反应有消化道溃疡、胃肠道穿孔、上消化道出血等。糖尿病患者有活动性消化性溃疡，消化道出血，合并心肌梗死、心功能不全者避免使用。禁止同时服用两种或多种非甾体抗炎药，否则疗效不增加而不良反应增加。常用非甾体抗炎药包括吲哚美辛、双氯芬酸钠、布洛芬、依托考昔等。③糖皮质激素。上述药物常规治疗无效或因严重不良反应不能使用秋水仙碱和非甾体抗炎药时，可考虑使用糖皮质激素短程治疗。长期应用易致糖尿病，高血压等并发症加重，糖尿病合并痛风患者尽量不用。若一定要用，应注意血糖水平，原口服降糖药者改用胰岛素治疗；酌情调整胰岛素用量。常用糖皮质激素包括泼尼松、促肾上腺皮质激素。

（2）间歇期或缓解期用药。发作间歇期和慢性期的处理治疗目的是使血尿酸维持正常水平。①排尿酸药。适合肾功尚可，且肾中无结石患者。包括苯溴马隆、丙磺舒。苯溴马隆每次50mg，每日1次早饭后服用。丙磺舒每次0.25g，每日2次，一周后可增至每次0.5g，每日2次。②抑制尿酸生成药物。适用于尿酸生成过多者。包括非布司他、别嘌醇。非布司他初始剂量为20mg，每日1次口服，且可在给药4周后根据血尿酸值逐渐增加用量，每次增量20mg，每日最大剂量为80mg。血尿酸值达标后，维持最低有效剂量。别嘌醇初始剂量每次50mg（半片），每日1~2次，每周可递增50~100mg，至一日200~300mg，分2~3次口服。每日最大量不得超过600mg。③碱化尿液药物。通过碱化尿液，将PH控制在6.2~6.9，可增加尿中尿酸溶解度。包括碳酸氢钠等。碳酸氢钠每片0.5g，每次1~2片，每日3次口服。

● 中成药

（1）新癀片。消炎止痛，清热解毒，散瘀消肿，为吲哚美辛与中药构成的中西医结合复方制剂，在口服时避免与其他非甾体抗炎药联合应用。每片0.32g，每次2~4片，每日3次口服。

（2）四妙丸。由黄柏、苍术、牛膝、薏米组成，具有清热利湿、舒筋通络之功。每15粒1g，每次6g，每日2次口服。

（3）痛风定胶囊。清热祛风除湿，活血通络定痛。用于湿热所致的关节红肿热痛，伴有发热，汗出不解，口渴喜饮，心烦不安，小便黄及痛风病见上述证候者。服药后不宜立即饮茶；孕妇慎用。每粒0.4g，每次4粒，每日3次口服。

（4）湿热痹片（颗粒）。主要由苍术、忍冬藤、地龙、桑枝、防己、威灵仙、连翘、黄柏、薏米、防风、川牛膝、粉萆薢组成，具有祛风除湿、清热消肿、通络定痛之功，主要用于湿热证痛风或高尿酸血症。片剂每片0.25g，每次6片，每日3次口服；颗粒剂（减糖型）每袋5g，每次1袋，每日3次，开水冲服。

第四章
糖尿病患者的膳食指南

TANGNIAOBING HUANZHE DE SHANSHI ZHINAN

» 糖尿病饮食治疗的目的

饮食治疗是控制血糖的核心关键之一，其目的是通过合理的饮食改善身体各方面的机能，既能营养均衡，又能控制血糖、血脂、血压等，其地位不亚于药物治疗。

● **纠正代谢紊乱**

通过摄入有针对性的合理饮食，可以控制血糖、血脂及体内各种代谢紊乱。如对高脂血症，给予低脂饮食；对糖尿病肾病，给予优质低蛋白糖尿病饮食。

● **减轻胰岛 β 细胞负担**

饮食疗法可使胰岛β细胞得到休息，部分功能得以恢复。

● **维持理想体重并预防营养不良**

低热量膳食可以促进自身消耗，减少过剩的脂肪，有利于增强胰岛素敏感性和降低血糖。而对于消瘦的人群，应增加热量摄入，使体重接近理想体重，满足生命活动需求。

● **预防和延缓糖尿病并发症的发生和发展，提高生活质量**

通过健康合理的饮食，稳定血糖，防治糖尿病并发症，减少心、脑血管等疾病的危险因素，延长寿命。

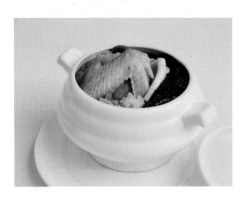

● **改善机体整体的健康水平**

饮食治疗可使机体达到营养平衡，改善机体营养状态，增强机体抵抗力，提高生活质量。如促进青少年正常的生长和发育；满足妊娠和哺乳期妇女代谢增加的需要；满足老年人特定的营养需求等。

» 糖尿病饮食疗法的意义

● **饮食疗法是糖尿病治疗成败的关键**

合理的饮食可以纠正代谢紊乱，改善机体整体的健康水平，减轻胰岛β细胞的负荷，使胰岛组织得到适当恢复的机会。糖尿病患者只有长期合理地坚持饮食疗法，才能行之有效地控制血糖。

● **饮食疗法的核心是研究"质"和"量"**

"质"即饮食结构，"量"即饮食的总热量，糖尿病患者每日摄入的各种营养成分和总热量必须符合病理生理需要。

● **饮食疗法是治疗糖尿病的基石**

饮食疗法能够降低糖尿病前期患者发展为糖尿病的概率；初发的糖尿病患者甚至通过饮食治疗，就能有效地控制血糖；针对服用降糖药物的患者，合理控制饮食能够减少药物的剂量；应用胰岛素治疗的患者，如不控制饮食，还可能造成因进食增多致胰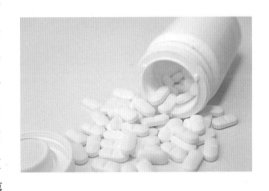岛素用量增加，患者体重也不断增加的恶性循环。

● **饮食疗法能提高糖尿病治疗疗效**

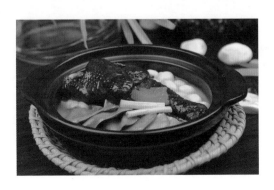
饮食疗法不仅可以满足患者的生命活动以及能量代谢平衡需要，同时能与药物等临床治疗技术手段形成有效的配合，进而提高疗效。

» 糖尿病饮食疗法的原则

在保证维持身体正常功能的基础上，在规定的热量范围内，达到营养平衡的饮食，做到不过量、不偏食、进餐规律。

● 食物多样，合理搭配

日常食物由谷薯类、蔬菜水果、畜禽鱼蛋、豆类和坚果以及烹调油和盐五大类组成，患者应该保持食物多样，膳食丰富多彩，保证营养素摄入全面和充足；合理搭配则是以控制血糖为目标，调整优化食物种类和重量。推荐患者每日膳食能量的蛋白质、糖类、脂肪占总能量比分别为：蛋白质15%～20%、糖类45%～60%、脂肪20%～35%，以保证营养均衡。

● 主食定量，优选全谷物和低血糖生成指数食物

主食多富含糖类，影响餐后血糖水平。糖尿病患者糖类提供的能量占总能量比例为45%～60%，略低于一般健康人。

● 少油少盐，控糖限酒

少吃油炸和高盐的食物，每日控制食盐不超过5g，烹饪油25g以内；更不建议糖尿病患者饮酒，尤其不要空腹饮酒。

● 能量适宜，控制超重肥胖和预防消瘦

糖尿病患者要特别注意将体重维持在理想范围内，通过自身的能量需求，制订每日能量目标。

● 规律进餐，合理加餐，足量饮水

合理安排三餐，定时定量，避免暴饮暴食和过度节食。根据血糖波动情况适当安排加餐，以预防低血糖的发生。足量饮水，少量多次，成年男性饮水量约1700mL/日，成年女性约1500mL/日。

● 吃动平衡，身体健康

首先要做到食不过量，保持能量平衡。其次每周至少进行5天中等强度运动，循序渐进，累计至少达到150min/周。

» 糖尿病饮食治疗的误区

●误区一 过度节食

过度节食会使机体长期处于饥饿状态，初期血糖会暂时下降，但随后则会导致营养不良，抵抗力下降，易发生低血糖、感染，甚至引起酮症酸中毒危及生命。

●误区二 只吃粗粮，不吃细粮

粗粮中虽然含有丰富的膳食纤维，有利于控制血糖，但若进食过多则会增加肠胃负担，影响其他营养素的吸收，时间久了会造成营养不良。所以应该粗细搭配，适度平衡。

●误区三 多吃蔬菜少吃肉

许多糖尿病患者为了控制血糖将肉类列为饮食禁忌，其实这样是不对的。虽然我们主张多吃蔬菜，增加膳食纤维的摄入以延缓血糖升高，但也要注意营养均衡，应适当摄入鱼、禽、蛋、肉等，否则易导致机体蛋白质缺乏，而导致抵抗力下降。

●误区四 不吃或少吃主食

主食摄入量不够会导致低血糖的发生，或出现酮症酸中毒。长此下去，患者可能出现形体消瘦，抵抗力减弱，很容易出现各种合并症。饮食控制要保证在满足每日总热量的基础上，均衡摄入各类营养物质。

●误区五 盲目限制水果

水果中含有很多微量元素，如铬、锰、维生素C及多种抗氧化物质，对提高体内胰岛素活性有很好的帮助作用。在血糖得到控制的情况下，进食水果对人体是很有裨益的，比如苹果、草莓、柚子、橙子、奇异果等低血糖指数、低含糖量的水果，但前提要适时、适合、适量。

●误区六 用了药就可以不控制饮食

许多糖尿病患者觉得只要用了药血糖就一定可以降下来，即便是平时吃得多了些，只要增加药量就可以维持血糖稳定。但事实上，无论是哪种类型的糖尿病，是否接受了药物治疗，都不能放松对饮食的控制。

●**误区七 放心吃各类"无糖食品"**

虽然无糖食品中不含有白砂糖、蔗糖、麦芽糖等小分子精制糖，但为了提升口感会添加一些油脂和代糖，长此以往不仅对控制血糖无益，还会损伤胰岛功能。

●**误区八 多吃坚果类食物饱腹**

坚果类食物除含丰富的蛋白质外还有油脂，大量食用，不仅会使热量大大增加，而且会使血脂升高。一部分血脂可通过糖异生作用转化为葡萄糖，不利于病情的控制。

●**误区九 蔬菜可以随便吃**

土豆、山药、芋头、藕等根茎类蔬菜，其糖类的含量均较高，不应当作一般蔬菜随意吃，而应作为主食的一部分，在吃的时候要适当减少主食量。

●**误区十 消瘦的糖尿病患者不需要控制饮食**

消瘦的糖尿病患者相对于肥胖的患者的确可以放宽热量摄入，但也要遵循饮食疗法原则，适当增加优质蛋白质的摄入量，以恢复理想体重，维持日常生命活动，增强抵抗力。

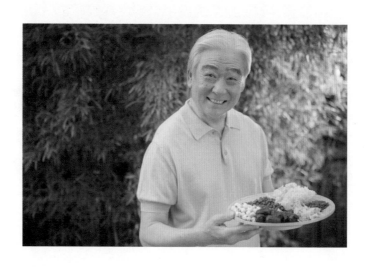

» 糖尿病患者的营养需求

糖类、蛋白质、脂肪、膳食纤维、维生素、无机盐、水是人体所需的七大营养素。对于糖尿病患者，这些营养素同样都是不可缺少的。其中可提供热量的只有3种，即糖类、蛋白质、脂肪，它们与机体新陈代谢关系密切，称之为产热营养素。而各类营养素中种类繁多，合理地控制热量摄入，选择合适的营养素是糖尿病的基础治疗。在总热量控制前提下饮食尽可能多样化，如此才能满足糖尿病患者的营养需求。

● 糖类

每日糖类供能比宜为45%～60%。在控制总量的同时应先选择低GI的糖类，适当增加非淀粉类蔬菜、水果、全谷类食物、减少精加工谷类的摄入。严格控制蔗糖、麦芽糖、乳糖以及果糖制品的摄入。

● 蛋白质

每日所需能量的15%～20%来自蛋白质，参与蛋白质合成的氨基酸有20余种，其中有8种被称为必需氨基酸，必须由食物供给。首选摄入优质蛋白，如肉类、禽类、鱼类、蛋类及乳制品等，还有大豆、芝麻及葵花子等。注意荤素搭配，保证优质蛋白占总蛋白的50%以上。有显性蛋白尿或肾小球滤过率下降的糖尿病患者蛋白质摄入应控制在每日0.8g/kg体重。

● 脂肪

膳食中脂肪供能应占总量的20%～35%，如果是优质脂肪（如单不饱和脂肪酸和ω-3多不饱和脂肪酸组成的脂肪），供能比可提高到35%。尽量减少饱和脂肪酸及反式脂肪酸的摄入，主要以单不饱和脂肪酸作为主要膳食脂肪来源（如鱼油、部分坚果及种子），有助于改善血糖和血脂。

● **膳食纤维**

膳食纤维是一类非淀粉类多糖，不能被肠道消化吸收，也不能产生能量。分为不溶性和可溶性两类，前者包括纤维素、木质素和半纤维素等，存在于谷类和豆类的外皮及蔬菜中；后者包括果胶、豆胶、藻胶、树胶等，在豆类、水果、海带等食品中较多。膳食纤维可以增加饱腹感，延缓食物的吸收，改善血糖水平；有助于维持肠道健康，预防和治疗肥胖、心血管疾病和糖尿病。总的来说，应鼓励糖尿病患者达到普通人群推荐的膳食纤维每日摄入量，即14g/1000kcal。

● **维生素**

维生素作为机体物质代谢的辅酶和抗氧化剂，其缺乏及失衡在糖尿病及其并发症的发生和发展中有重要作用。1型糖尿病患者常缺乏维生素A、维生素B_1、维生素B_2、维生素B_6、维生

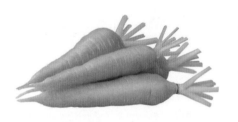

素C、维生素D、维生素E等，2型糖尿病患者则以B族维生素、β胡萝卜素及维生素C缺乏最为常见。中国营养学会建议维生素B_1：成年男子每日1.4mg，成年女子每日1.3mg；维生素B_2：成年男子每日1.4mg，成年女子每日1.2mg；维生素C：成年男子、成年女子每日均100mg。维生素是调节生理功能不可缺少的营养素，尤其在糖尿病病情控制不好，易并发感染和酮症酸中毒的患者，更应注意维生素的补充。

● **无机盐**

分为常量元素和微量元素，常量元素和微量元素本身对胰岛素的合成、分泌、贮存、活性以及能量代谢起着重要的作用。与糖尿病关系最为密切的元素有铬、钙、镁、锰、锌、铁等元素。为预防或纠正无机盐与微量元素的代谢紊乱，糖尿病患者一方面应认识到均衡饮食是预防微量元素缺乏的基本办法；另一方面在日常生活中可适当补充含多种微量元素的营养制剂，而非大量补充某一种元素，以免造成代谢失衡，反而对人体有害。

» 糖尿病患者如何制订食谱

糖尿病患者食谱制订方法一般采用的是计算法及食品交换份法。不论采用哪种食谱制订方法均应首先根据患者的身高、体重、职业（劳动强度）、年龄、性别、血糖值、是否应用口服降糖药物或胰岛素治疗等计算出每日所需的总热量及蛋白质量、脂肪量、糖类量，参照患者平时的饮食习惯，制订出切实可行的食谱，并在应用过程中注意观察，必要时予以调整。饮食疗法是通过食谱设计实施的，即确定每日进食量和进食内容。

●细算法

细算法又称为食物成分表计算法，此方法科学性强，但须经常查阅食物成分表，才能计算和设计主、副食，较繁杂，患者不易执行，适合住院患者。具体方法如下。

（1）确定标准体重。根据病人的性别、年龄、身高，计算出标准体重。男性：［身高（cm）–100］× 0.9（kg）；女性：［身高（cm）–100］× 0.9（kg）–2.5（kg）。

（2）确定总热量。根据患者劳动强度，计算每日所需总热量［通过BMI及活动水平选定表4–1括号内每千克（标准体重）所需kcal］。

（3）确定三大营养素供给量。在确定总热量的基础上，按糖类占总热量的45%～60%，蛋白质占总热量的15%～20%，脂肪占20%～35%安排三大营养素。全日糖类（g）= 全日总热量（kcal）×（45%～60%）/4；全日蛋白质（g）= 全日总热量（kcal）×（15%～20%）/4；全日脂肪（g）= 全日总热量（kcal）×（20%～35%）/9。每克糖类与每克蛋白质均产生4kcal热量，每克脂肪产生9kcal热量。

表4-1　不同身体活动水平的成人糖尿病患者每日能量供给量［KJ（kcal）/kg］

活动水平	体重过低	正常体重	超重或肥胖
休息状态	104～125 （25～30）	84～104 （20～25）	62～84 （15～20）
轻（如坐式工作）	146（35）	104～125 （25～30）	84～104 （20～25）
中（如电工安装）	167（40）	125～146 （30～35）	125（30）
重（如搬运工）	188～209 （45～50）	167（40）	146（35）

注：体质指数（BMI）≤18.5kg/m^{2}为体重过低；18.6～23.9kg/m^{2}为正常体重；24.0～27.9kg/m^{2}为超重，≥28kg/m^{2}为肥胖。儿童、孕妇可酌情增加10%左右。
选自中国糖尿病医学营养治疗指南（2022版）

　　例：男61岁，身高166cm，体重76kg，轻工作。经计算，标准体重为（166-100）×0.9≈60kg。确定BMI = 76/1.66^2=27.58kg/m^2，属超重。则全日热量供应量为60kg×（20～25kcal/kg）=1330～1500kcal，取平均每日1400kcal计算每日所需的糖类、蛋白、脂肪的量。

　　糖类所占的热量是：1400kcal×（45%～60%）= 630～840kcal。所需的糖类=（630～840kcal）÷4kcal/g =157.5～210g，取180g。

　　蛋白质所占的热量是：1400kcal×（15%～20%）= 210～280kcal。所需蛋白质=（210～280kcal）÷4kcal=52.5～70g，取60g。

　　每日所需的总热量-糖类的热量-蛋白的热量=脂肪供应的热量，即1400kcal-（4kcal/g×180g）-（4kcal/g×60g）= 1400kcal-720kcal-240kcal = 440kcal。

　　所需的脂肪 = 440kcal÷9kcal/g≈48g。随后三餐营养素供给量按1/5、2/5、2/5分配定制菜谱。

●食品交换份法

　　食品交换份是将食物按照来源、性质分成几大类。同类食物在一定重量内所含的蛋白质、脂肪、糖类和热量相似，不同类食物间所提供的热量也是相同的。食品交换份法的应用可以使食谱的设计趋于简单化。北京协和医院食品交换份将食物分成四大类（细分可分成八小类），每份食物所含热量大致相仿，约90kcal，同类食物或含有营养素比例相近的食物可以任意互换。

举例：患者张××，男性，56岁，身高170cm，体重85kg，职业会计。患糖尿病4年，采用单纯饮食治疗，未出现明显并发症。

制定食谱步骤：

第一步：计算BMI = 85 ÷ 1.7 ÷ 1.7 = 29.41kg/m^2，属肥胖，职业会计属轻体力劳动。标准体重为（170–100）× 0.9 = 63kg。

第二步：计算每日所需总热量：按照成人糖尿病热量供给标准表（表4–1），每日应摄入热量标准为20～25kcal/（kg·d），则全天所需总热量：63×（20～25）=1260～1575kcal。

第三步：计算食品交换份份数：（1260～1575）÷ 90 = 14～18份。

第四步：参考表4-2分配食物，根据自己的习惯和喜好选择并交换食物。

表4-2　食品交换份四大类（八小类）内容和营养价值（仅供参考）

组别	类别	每份重量（g）	热量（kcal）	蛋白质（g）	脂肪（g）	糖类（g）	主要营养素
谷薯组	谷薯类	25	90	2.0	–	20.0	糖类 膳食纤维
菜果组	蔬菜类	500	90	5.0	–	17.0	无机盐、维生素、膳食纤维
	水果类	200	90	1.0	–	21.0	
肉蛋组	大豆类	25	90	9.0	4.0	4.0	蛋白质
	奶制品	160	90	5.0	5.0	6.0	蛋白质
	肉蛋类	50	90	9.0	6.0	–	蛋白质

续表

组别	类别	每份重量（g）	热量（kcal）	蛋白质（g）	脂肪（g）	糖类（g）	主要营养素
油脂组	硬果类	15	90	4.0	7.0	2.0	脂肪
	油脂类	10	90	–	10.0	–	脂肪

注：本表来自北京协和医院。

▶常见食物交换表

表4-3至表4-9根据不同类别食物特点，列举7类食物的换算量（90kcal），可参考此表进行相互交换、合理搭配。选自中华人民共和国国家卫生健康委员会《成人糖尿病食养指南（2023年版）》。

表4-3 谷、薯类食物等量交换表（90kcal）

类别	主要食物	每份质量（g）	质量估算
谷物	大米、面粉、玉米面、杂粮等（干、生、非加工类制品）	23~27	大米1把
主食制品	馒头、花卷、大饼、烧饼、米饭、面包、面条等（不包括干面条）	34~38	馒头约半个，米饭半碗，面包1片
全谷物	玉米粒（干）、高粱米、小米、荞麦、黄米、燕麦、藜麦、青稞等	23~27	小米1把
杂豆类	绿豆、赤小豆、芸豆、蚕豆、豌豆、眉豆等	23~27	绿豆1把
粉条及淀粉	粉条、粉丝、团粉、玉米淀粉等	23~27	粉丝1把
糕点和油炸类	蛋糕、江米条、油条、油饼等	20~23	油条1/4根 江米条5根
薯芋类	马铃薯、甘薯、木薯、山药、芋头、豆薯等	90~110	马铃薯半个

表4-4 蔬菜类等量交换表（90kcal）

类别	主要食物	每份质量（g）	质量估算
蔬菜（综合）	常见蔬菜（不包含腌制、罐头等制品，干制蔬菜需换算）	240～260	——
茄果类	茄子、西红柿、柿子椒、辣椒、西葫芦、黄瓜、丝瓜、冬瓜、南瓜等	360～400	西红柿约2个 黄瓜1根
白色叶花茎类菜	白菜、奶白菜、圆白菜、娃娃菜、菜花、白笋、竹笋、百合、鱼腥草等	300～350	奶白菜3把 圆白菜半棵
深色叶花茎类菜	油菜、菠菜、油麦菜、鸡毛菜、香菜、乌菜、萝卜缨、茴香、苋菜等（特指胡萝卜素含量≥300ug的蔬菜）	270～300	油菜3把 菠菜3把
根茎类	白萝卜、胡萝卜、水萝卜、山药等（不包括马铃薯、芋头等薯芋）	280～320	胡萝卜1根 白萝卜半根
鲜豆类	豇豆、扁豆、四季豆、刀豆、豌豆等（新鲜带荚）	150～170	扁豆2把
蘑菇类（鲜）	香菇、草菇、平菇、白蘑、金针菇等鲜蘑菇	270～300	平菇2把
蘑菇类（干）	香菇、木耳、茶树菇、榛蘑等干制品	25～30	香菇1把

表4-5 水果类等量交换表（90kcal）

类别	主要食物	每份质量（g）	质量估算
水果（综合）	常见水果（不包括糖渍、罐头类制品，干制水果需换算）	140～160	——
柑橘类	橘子、橙子、柚子、柠檬等	180～220	橘子2个 橙子1个
仁果、核果、瓜果类	苹果、梨、桃、李子、杏、樱桃、甜瓜、西瓜、黄金瓜、哈密瓜等	160～180	苹果1个
浆果类	葡萄、石榴、柿子、桑葚、草莓、无花果、猕猴桃等	140～160	草莓7颗 猕猴桃2个

续表

类别	主要食物	每份质量（g）	质量估算
枣和热带水果	各类鲜枣、杧果、荔枝、桂圆、菠萝、香蕉、榴梿、火龙果等	70 ~ 90	鲜枣7个 香蕉1根 荔枝4颗
干果	葡萄干、杏干、苹果干等	24 ~ 28	葡萄干1把

表4-6　肉类等量交换表（90kcal）

类别	主要食物	每份质量（g）	质量估算
畜肉类（综合）	常见禽畜肉类	40 ~ 60	——
畜肉类（纯瘦，脂肪≤5%）	牛里脊、羊里脊等	70 ~ 90	瘦肉约手掌大
畜肉类（瘦，脂肪6% ~ 15%）	猪里脊、牛腱子、羊腿肉等	50 ~ 70	牛腱子1块
畜肉类（肥瘦，脂肪16% ~ 35%）	前臀尖、猪大排等	25 ~ 35	猪大排1块
畜肉类（较肥，脂肪36% ~ 50%）	五花肉、肋条肉等	15 ~ 25	五花肉1块
畜肉类（肥，脂肪≥85%）	肥肉、板油等	10 ~ 13	肥肉1粒
禽肉类	鸡、鸭、鹅、火鸡等	40 ~ 60	鸡肉1块
畜禽内脏类	猪肝、猪肚、牛舌、羊肾、鸡肝、鸡心、鸭肫等	60 ~ 80	猪肝1块
蛋类	鸡蛋、鸭蛋、鹅蛋、鹌鹑蛋等	50 ~ 70	鸡蛋1个
鱼类	鲤鱼、草鱼、鲢鱼、鳙鱼、黄花鱼、带鱼、鲳鱼、鲈鱼等	60 ~ 90	鲤鱼1块
虾蟹贝类	河虾、海虾、河蟹、海蟹、河蚌、蛤蜊、蛏子等	100 ~ 130	海虾5只 河蟹2只

表4-7　坚果类等量交换表（90kcal）

类别	主要食物	每份质量（g）	质量估算
淀粉类坚果（糖类≥40%）	板栗、白果、芡实、莲子等	24～26	板栗4颗莲子1把
高脂类坚果（脂肪≥40%）	松子、核桃、葵花子、南瓜子、杏仁、榛子、开心果、芝麻等	12～16	葵花子1把杏仁1把核桃2颗
中脂类坚果（脂肪20%～40%）	腰果、胡麻子、核桃（鲜）、白芝麻等	18～22	腰果1把芝麻1把

表4-8　大豆、乳及其制品等量交换表（90kcal）

类别	主要食物	每份质量（g）	质量估算
大豆类	黄豆、黑豆、青豆	18～22	黄豆1把
豆粉	黄豆粉	18～22	2汤勺
豆腐	北豆腐	80～100	1/3盒
	南豆腐	140～160	半盒
豆皮（干）	豆腐干、豆腐丝、素鸡、素什锦等	40～60	豆腐丝1把
豆浆	豆浆	320～350	1杯半
液态乳	纯牛乳（全脂）、鲜牛乳	130～150	2/3杯
发酵乳	酸奶（全脂）	90～110	半杯
乳酪	乳酪、干酪	23～25	1块
乳粉	全脂乳粉	18～20	2瓷勺

表4-9　调味料类的盐含量等量交换表（2000mg钠或5g盐）

类别	每份质量（g）	钠含量（mg）	盐含量（g）	主要食物
食用盐	5	2000	5	精盐、海盐等
鸡精	10	2000	5	鸡精
味精	24	2000	5	味精
豆瓣酱类	30	2000	5	豆瓣酱、辣椒酱、辣酱等
酱油	32	2000	5	生抽、老抽等
咸菜类	63	2000	5	榨菜、酱八宝菜、腌雪里蕻、腌萝卜干等
黄酱类	78	2000	5	黄酱、花生酱、甜面酱、海鲜酱等
腐乳	84	2000	5	红腐乳、白腐乳、臭腐乳等

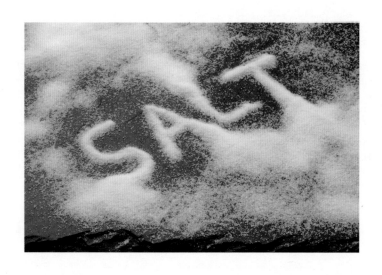

>> 何谓食物血糖生成指数和血糖负荷，对指导配餐有何作用

▶食物血糖生成指数

食物血糖生成指数（GI）是一项反映食物生理学效应的参数，反映食物与葡萄糖相比升高血糖的速度和能力。低GI食物对血糖影响较小，有利于餐后血糖控制，所以糖尿病患者应多选低GI食物。但GI受多因素影响，如食物搭配、食物加工、烹调方法等。一般GI≤55为低GI食物，55＜GI≤70为中GI食物，GI＞70为高GI食物。低GI食物如进食过多也会加重餐后血糖负担；高GI食物并非完全限制食用，适当少食并通过合理搭配也能帮助维持血糖稳态。

▶血糖负荷

食物摄入后即餐后血糖水平除了与GI值的高低有关，还与食物中糖类的总量有密切关系。血糖生成指数高的食品，如果所含糖类的量很少，尽管容易转化为血糖，但对血糖总体水平的影响并不大。

因此，GI值仅仅反映出糖类的质量，并没有反映出糖类的实际摄入数量。如果我们将摄入糖类的质量和数量结合起来，就产生了一个新的概念，即血糖负荷（GL）。GL值的大小为食物GI值与其糖类含量（要减掉膳食纤维含量）两者的乘积，GL＞20为高，GL11～19为中，GL＜11为低。

在我国最常用的还是传统的控制总热量、总糖类食物交换份法。尽管其方法不能正确表示每份食物餐后血糖应答的差异；也未能考虑食物不同加工方法对血糖的影响。但因其简便易行，推广容易，仍为大多数患者所接受。因此，在选择食物和搭配膳食结构时，糖尿病患者应在食

品交换份法的基础上，尽可能按照GI和GL相结合的理念去选择搭配膳食，既考虑到食物消化吸收的速度，又照顾到食物含糖类的总量及对血糖负荷的影响，使糖尿病配餐方案更加科学合理、符合人体需要。常见食物GI分类见表4-10。

表4-10　常见食物GI分类表

食物分类		食品名称	GI分类
谷类及制品	整谷粒	小麦、大麦、黑麦、荞麦、黑米、燕麦、青稞、玉米、莜麦	低
	谷麸	稻麸、燕麦麸、青稞麸	低
	米饭	糙米饭	中
		大米饭、糯米饭、速食米饭	高
	粥	玉米粒粥、燕麦片粥	低
		小米粥	中
		即食大米粥	高
	馒头	白面馒头	高
	面（粉）条	强化蛋白面条、加鸡蛋面条、硬质小麦面条、通心面、意大利面、乌冬面	低
		全麦面、黄豆挂面、荞麦面条、玉米面粗粉	中
	饼	玉米饼、薄煎饼	低
		印度卷饼、比萨饼（含乳酪）	中
		烙饼、米饼	高

续表

食物分类		食品名称	GI分类
方便食品	面包	黑麦粒面包、大麦粒面包、小麦粒面包	低
		全麦面包、大麦面包、燕麦面包、高纤面包	中
		白面包	高
	饼干	燕麦粗粉饼干、牛奶香脆饼干	低
		小麦饼干、油酥脆饼干	中
		苏打饼干、华夫饼干、膨化薄脆饼干	高
薯类、淀粉及制品		山药、雪魔芋、芋头（蒸）、山芋、土豆粉条、藕粉、苕粉、豌豆粉丝	低
		土豆（煮、蒸、烤）、土豆片（油炸）	中
		土豆泥、红薯（煮）	高
豆类及制品		黄豆、黑豆、青豆、绿豆、蚕豆、鹰嘴豆、芸豆	低
		豆腐、豆腐干	低
蔬菜		芦笋、菜花、西兰花、芹菜、黄瓜、茄子、莴笋、生菜、青椒、西红柿、菠菜	低
		甜菜	中
		南瓜	高
水果及制品		苹果、梨、桃、李子、樱桃、葡萄、猕猴桃、柑橘、杧果、芭蕉、香蕉、草莓	低
		菠萝、哈密瓜、水果罐头（如桃、杏）、葡萄干	中
		西瓜	高
乳及乳制品		牛奶、奶粉、酸奶、酸乳酪	低
坚果、种子		花生、腰果	低
糖果类		巧克力、乳糖	低
		葡萄糖、麦芽糖、白糖、蜂蜜、胶质软糖	高

注：本表选自《成人糖尿病食养指南（2023年版）》。

» 糖尿病及其常见合并症饮食宜忌

糖尿病患者的食物选择要全面，提倡杂食，品种要丰富，营养要均衡。谷类、薯类、豆类主要提供糖类、热量；动物性食品主要提供蛋白质、脂肪；黄豆主要提供植物蛋白；油脂类主要提供脂肪；蔬菜、水果主要提供粗纤维、无机盐、维生素等。

▶糖尿病饮食宜忌

【宜】

1. 主食：提倡多选用荞麦面、莜麦面、标准面粉、标准米、二合面（玉米面和黄豆面）、三合面（玉米面、黄豆面和白面）等作为糖尿病患者的主食长期食用。

2. 副食：黄豆及豆制品、豆浆、素鸡、豆腐干、豆腐丝、豆筋、豆奶、南豆腐、北豆腐、内酯豆腐以及1%～3%蔬菜（每100g蔬菜含糖1～3g）均适宜糖尿病患者日常选用，如南瓜、苦瓜、冬瓜、芹菜、小白菜、大白菜、青菜、油菜、卷心菜、西红柿、西葫芦、茄子、黄瓜、空心菜、水萝卜、四季豆、豇豆、菜花、茭白、青笋、青笋叶、柿子椒（青）、茼蒿、豌豆苗、韭黄、菜瓜、马齿菜、水芹菜、芹菜叶，还可食用一些猪、牛、羊、鸡、鸭的瘦肉及一些含脂肪少的食物如鱼、甲鱼、海参、虾等。烹调用油最好是植物油或芝麻油等。

3. 特别嗜好甜食的患者，宜选用木糖醇、山梨醇、阿斯巴甜糖、蛋白糖、甜叶菊苷以及含果糖多的食物代替。木糖醇日食用量宜小于50g。

【忌】

1. 忌纯糖类物质及其制品，如红糖、白糖、冰糖、葡萄糖、饴糖等，以及各种食糖、蜂蜜、糖果、糕点、果酱、含糖甜食、蜜饯奶油、冰激凌，动物脂肪如猪油、牛油、奶油等，各种酒类，油煎油炸食品，以及精白米或含糖类高的水果等。

2. 含糖类较多的食物，如蒜苗、土豆、芋头、藕、胡萝卜、鲜豌豆、蚕豆、水果等。忌作为蔬菜大量食用，如需适当食用时，也要相应减少部分主食。

3. 忌经常及过多食用鱼子，蛋黄，动物肝、腰、脑等胆固醇含量高的内脏及含大量脂肪的花生、核桃、葵花子等。

4. 忌饮用烈性酒。忌经常食用盐腌食品。

▶妊娠期糖尿病饮食宜忌

【宜】

1. 主食中宜吃含纤维素较高的燕麦片、糙米和全麦面包。

2. 水果中的草莓、菠萝和猕猴桃等因可溶性纤维、维生素和无机盐含量高，应优先选用。但香蕉、甘蔗、龙眼和葡萄等含糖量较高，故不宜多吃。

3. 绿叶青菜（如菠菜和甘蓝）、豆类、动物肝脏、柑橘类等。

【忌】

1. 含有大量咖啡因的咖啡、茶和含苏打的饮料，咖啡因对心脏及中枢神经系统都有刺激作用，在妊娠时应尽量减少。

2. 避免饮用酒精饮料，妊娠妇女饮酒将会对胎儿发育及智力造成不良影响，而且酒精对糖尿病的控制也不利。

3. 食糖、蜂蜜、巧克力、甜点等双糖、单糖食物应尽量避免。

▶糖尿病合并高血压饮食宜忌

【宜】

1. 饮食宜清淡，宜常食含钙丰富的食物，如各种豆类、豆制品、核桃仁、花生、牛奶、鱼、虾等。

2. 常吃食用菌，如草菇、香菇、平菇、黑木耳、银耳等。

3. 多吃具有一定降压作用的食物，如大蒜、洋葱、胡萝卜、芹菜、菠菜、荠菜、马兰、茼蒿、茭白、地瓜、绿豆、胡萝卜、海带、海蜇、海参、菊花、鲜竹笋、紫菜、芥菜、西红柿等。

4. 多食含维生素多的新鲜蔬菜和水果，如豆芽、芹菜、荠菜、萝卜、胡萝卜、草莓、樱桃等。

5. 适当选食一些有降脂作用的食物，如海带、海蜇、海参、淡菜等。

6. 平时做菜宜选用植物油，最好是选择花生油、大豆油、菜籽油、葵花籽油等。

【忌】

1. 高钠食物，包括咸菜、榨菜、咸鱼、咸肉、火腿、加碱或发酵粉、小苏打制备的面食和糕点。

2. 高脂肪、高胆固醇食物，包括动物内脏、肥肉、鸡蛋黄、松花蛋等。

3. 忌食盐过多，控制食盐的摄入量，每日不超过5g。

4. 不宜吃动物性油脂及含胆固醇量高的食物，如肥肉、动物油、骨髓、猪肝、蛋黄、鱼肝、鱼子、螃蟹等。

5. 少吃或者不吃辛辣、刺激性强的食物，如胡椒、辣椒油、辣酱等。

6. 戒烟戒酒，特别是烈性酒更是不能饮用。忌浓的咖啡、茶和肉汤等。

7. 饮食要定时定量，忌暴饮暴食。

▶糖尿病合并高脂血症饮食宜忌

【宜】

1. 纤维素含量高，具有降血脂作用的食物。粗粮，如小米、燕麦、豆类等。

2. 一些具有特殊气味的蔬菜如芹菜、大葱、大蒜、洋葱、韭菜、生姜等，菌藻类食物如香菇、蘑菇、平菇、金针菇、银耳、猴头菇、木耳、海带、紫菜。

3. 豆类食品如大豆、豆角、芸豆、毛豆、黄豆、绿豆、蚕豆、红小豆。

4. 淡菜、黄瓜、扇贝、对虾、甲鱼、鲳鱼、鲫鱼等均已被证实能改善血脂代谢。

5. 富含ω-3不饱和脂肪酸的食物如三文鱼、沙丁鱼、金枪鱼等海水鱼类。

6. 含优质蛋白质的食物如鸡蛋清、瘦肉、脱脂奶等。

7. 烹调时，应采用植物油，如大豆油、玉米油、葵花籽油、茶油、芝麻油等，每日烹调用油10～15g。

8. 要采用蒸、煮、炖、氽、熬的烹调方法，坚持少盐饮食，每日食盐6g以下。

【忌】

1. 动物性脂肪如猪油、肥猪肉、黄油、肥羊、肥牛、肥鸭、肥鹅等。这类食物饱和脂肪酸过多，脂肪容易沉积在血管壁上，增加血液的黏稠度。

2. 含胆固醇高的食物，如动物内脏、蛋黄、鱼子、鱿鱼等。

3. 饮酒和油炸食品，甜食和纯糖类食物。

▶糖尿病合并冠心病饮食宜忌

【宜】

1. 含不饱和脂肪酸的植物油（大豆油、菜籽油、茶油、橄榄油等），新鲜蔬菜、水果。

2. 脱脂牛奶、鱼类。

3. 大豆及其豆制品。

4. 富含膳食纤维的食物（粗粮、魔芋、蔬菜、水果、豆类等）。

【忌】

1. 动物脂肪（猪油、牛油、鸡油、奶油等）。

2. 动物内脏（脑、肝脏、肾脏）。

3. 富含胆固醇的食物（肥肉、鱼子、鸡蛋黄、松花蛋）。

4. 奶油蛋糕、甜点、甜饮料等。

5. 辛辣有刺激性的调味品，烈性酒，浓的咖啡、茶和肉汤等。

▶糖尿病合并痛风饮食宜忌

【宜】

低嘌呤食物（嘌呤含量＜30mg/100g）：馒头、挂面、高筋粉、玉米面、小米、薏米、马铃薯、甘薯、大头菜、胡萝卜、油菜、生菜、芹菜茎、黄瓜、茄子、莴笋、西红柿、山药、竹笋、鸡蛋、绿茶、奶及奶制品等。

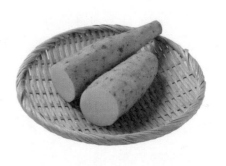

中低嘌呤食物（嘌呤含量介于30～75mg/100g）：大米、燕麦、荞麦、豆角、菜花、四季豆、西蓝花、鲜香菇、鲜金针菇、鲜口蘑等。

【忌】

中高嘌呤食物（嘌呤含量介于75～150mg/100g）：猪肉、牛肉、羊肉、驴肉、鸭、鹅、兔肉、鲤鱼、草鱼、比目鱼、花生、腰果等。

特高嘌呤食物（嘌呤含量＞150mg/100g）：动物内脏（肝、肾、脑、脾、肠）、海苔、干紫菜、鲭鱼、贻贝、生蚝、海兔、鱿鱼、基围虾、牡蛎等。

» 适合糖尿病患者的食物

▶ 谷类

1. 燕麦片。富含可溶性纤维和不溶性纤维、具有高蛋白、低血糖指数的特点。能够延缓餐后血糖升高，增加饱腹感，控制食欲，可起到辅助降糖的作用。

2. 苦荞麦。集七大营养素于一身，含有其他粮食作物所缺乏的微量元素及药用成分，有降糖调脂、加强外周胰岛素敏感性等作用。

3. 小米。小米是碱性谷类，对降低血糖有益，尤其适宜糖尿病合并胃酸者。

4. 玉米。含丰富的烟酸，可强化胰岛素作用，且玉米须还有一定的降血糖、利胆、利尿的作用。

5. 薏米。营养丰富，老少皆宜。其提取物薏米油和薏苡素有降糖作用，适合糖尿病患者食用。

▶ 蔬菜类

1. 空心菜。具有清热、解毒、凉血、利尿作用，含丰富的纤维素、维生素与微量元素，还含有类胰岛素样物质，有利于糖尿病患者，对口臭、便秘更为适宜。脾胃虚寒，大便溏泄者不宜多食。

2. 洋葱。具有健胃润肠、祛痰利尿等作用。富含钾、维生素C、叶酸、锌、硒及纤维质等多种营养素，还含有与降糖药甲苯磺丁脲相似的有机物，有一定的降糖作用；还有降压、调节血脂等多重作用。

3. 苦瓜。具有滋阴降火、清热祛暑、明目解毒、利尿凉血作用。其新鲜汁液，含有苦瓜甙和类似胰岛素的物质，具有一定的降血糖作用。

4. 黄瓜。具有清热利水，解毒消肿，生津止渴的作用。其中所含的葡萄糖苷、果糖等不参与通常的糖代谢，可辅助降糖；所含纤维素对促进糖尿病患者肠道内腐败物质的排出，降低胆固醇均有一定作用。

5. 胡萝卜。具有降压、强心、降糖、消炎和抗过敏的作用。含有丰富的胡萝卜素及B族维生素、维生素C、维生素D、维生素E、维生素K、叶酸、钙质及膳食纤维等。常食用对糖尿病患者控制血糖有益。

6. 黑木耳。木耳多糖有修复胰岛β细胞功能和一定的降血糖作用，同时所富含的植物胶原成分和大量纤维素，能够促进胃肠蠕动，促进肠道脂肪食物的排泄、减少食物中脂肪的吸收，从而防止肥胖、便秘的发生，辅助降糖。

7. 银耳。具有滋补生津，润肺养胃，益气清肠的作用。其所含银耳多糖和银耳孢子多糖具有降血糖的作用。

8. 香菇。具有高蛋白、低脂肪、多糖、多种氨基酸和多种维生素的营养特点，可调节糖脂代谢，减轻糖尿病的症状。还含有一般蔬菜不具有的可转化为维生素D的物质，促进体内钙的吸收。适合于糖尿病患者尤其是合并骨质疏松者。

9. 猴头菇。含有丰富的蕈类纤维和葡聚多糖，有降糖作用，适合糖尿病患者尤其是合并消化不良、神经虚弱、身体虚弱者。烹饪时要使猴头菇软烂如豆腐，其营养成分才能完全析出。

10. 鸡腿菇。具有益脾胃、清心安神、治痔等作用。鸡腿菇中含有降糖功效的活性成分，常吃鸡腿菇对降糖有益。鸡腿菇不能与酒精饮品一起食用。

11. 魔芋。含有人体所需的多种氨基酸和多种微量元素，具有低蛋白质、低脂肪、高纤维等特性，可以增强消化道内食糜的黏性，延缓了胃腔内食糜糊的滞留时间，有效地抑制血糖的上升。此外还具有调脂、降压、减肥、通便等多种功效。

12. 菠菜。含有一种类似胰岛素样物质，糖尿病患者可常吃些菠菜以保持体内血糖稳定。

13. 芹菜。为高纤维素植物，经常食用芹菜可改善糖尿病患者的糖代谢，对提高胰岛素的敏感性有益。尤其适合糖尿病合并高血压患者。

14. 西兰花。含铬，能提高糖尿病患者胰岛素的敏感性；富含的高纤维能有效降低肠胃对葡萄糖的吸收，进而降低血糖。

15. 白萝卜。能促进新陈代谢、增进食欲、帮助消化，白萝卜含糖量低，是糖尿病患者很好的选择。

16. 冬瓜。含钙、磷、铁、胡萝卜素和多种维生素等，可治水肿、脚气、糖尿病等。冬瓜中所含的丙醇二酸，能有效地抑制糖类转化为脂肪，对体重超标的糖尿病患者尤为适用。

17. 豌豆。豌豆粗提物有抑制胰淀粉酶活性作用，可通过抑制肠道内糖类的消化而发挥降糖作用。

18. 绿豆芽。所含维生素B_1、烟酸有调节胰岛素分泌作用；因富含纤维素，可降低餐后血糖，是糖尿病患者便秘时的健康蔬菜。

19. 豆腐。高蛋白、低脂肪、低热量、不含胆固醇，适宜糖尿病患者食用。并含有丰富的植物雌激素，对预防糖尿病骨质疏松症有一定的作用。

20. 海带。热量低、蛋白质含量中等、无机盐丰富，其所含有的岩藻多糖是极好的食物纤维，能延缓胃排空和食物通过小肠的时间，而达到降低餐后血糖的目的。

21. 紫菜。紫菜中的多糖具有降低血糖、调节血脂代谢的作用。

▶水果类

糖尿病患者并非绝对不能吃水果，血糖控制较好的糖尿病患者一般可以选择含糖量低和血糖生成指数低的水果，在两餐之间适量食用。

1. 柚子。具有生津止渴，助消化，和胃的作用。含糖量为8.3%，其新鲜汁中含有丰富的维生素C及胰岛素样成分。适量吃柚子或饮新鲜柚汁对防治糖尿病很有帮助。身体虚寒的人不宜多吃，不能与降压药、降脂药、抗过敏药同服。柚子中含有大量的钾，肾病患者忌用。

2. 梨。具有生津润燥，清热化痰，滋阴润肺的作用。含糖量为9.8%，糖尿病患者可以适量食用。一般以雪梨最佳，脾胃虚寒而致的大便稀薄和外感风寒而致的咳嗽痰白者忌用。

3. 石榴。具有生津止渴，收敛固涩，止泻止血的作用。含糖量为14.5%。

4. 草莓。具有润肺生津，健脾和胃，利尿消肿的作用。含糖量为6%，且维生素C含量非常高，适合血糖平稳的糖尿病患者食用。

5. 樱桃。具有益脾胃，滋养肝肾，祛风除湿，涩精止泻的作用。含糖量为9.9%。樱桃含钾量高，糖尿病肾病和便秘患者忌用。

6. 番石榴。具有收敛止泻，消炎止血的作用。含糖量为8.3%，其根皮及其果实有降血糖作用。

▶动物类

1. 鳝鱼。体内含有控制糖尿病的高效物质，有辅助降血糖和调节血糖代谢的作用，同时鳝鱼中含有丰富的DHA、卵磷脂和维生素A，含脂肪极少，被视为糖尿病患者的理想食品。

2. 泥鳅。富含蛋白质、脂肪、糖类和钙、磷、锌、硒、铁等矿物元素以及大量的维生素，均有助于降低血糖，对胰岛β细胞有较强的保护作用，适合糖尿病患者食用。

3. 蜂胶。有辅助降糖和抑制并发症的作用。蜂胶中黄酮类、萜烯类化合物具有促进外源葡萄糖合成肝糖原，并对胰岛β细胞起保护作用；蜂胶中铬、钙、锌、镁、钾等微量元素参与胰腺细胞功能调节，改善糖耐量。

4. 蜂王浆。含有人体必需的蛋白质、多种微量元素以及酶类、脂类、糖类、激素、磷酸化合物等。鲜蜂王浆含有胰岛素样肽类，有辅助降低血糖作用。

» 常用食物在烹饪中的注意事项

合理烹调可以提高食欲，保证营养不被破坏，同时可避免高血糖的发生。

▶ 谷类食物

（1）尽量减少淘米次数，一般不应超过3次。淘米应用凉水，浸泡时间不宜过长，不宜用力搓。

（2）烹煮时不要加碱。碱容易加速维生素C及B族维生素的破坏。一般在制作面食时，尽量选择蒸、烤、烙的方法，避免高温油炸。

▶ 蔬菜

（1）蔬菜清洗不合理，如先切后洗或泡在水中会使维生素C严重丢失，因此应该是先洗后切，或现炒现切。切菜时一般不宜太碎，可用手撕断者，尽量少用刀，因为铁会加速维生素C的氧化。

（2）维生素C在80℃以上的条件下，快速烹调损失较少；凉拌加醋可减少维生素C的损失。

（3）烹调后的蔬菜，放置时间越长，维生素损失越多。要合理烹调加工，急火快炒，现炒现吃。

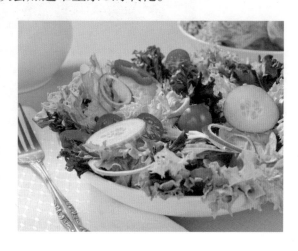

（4）烹调时尽可能不用铜锅、铜铲。因为铜可以加速维生素C的氧化，用铝锅烹调，维生素C损失最少。

（5）炒菜时应尽量少加水，煮菜时应先将水烧开，然后再放菜。炖菜时在油中先加盐提高温度，或适当加点醋，既可调味，又可减少维生素C的损失。

▶畜、禽、鱼类食品

（1）畜、禽、鱼类食品在烹调加工过程中，应多煮、蒸，蛋白质含量的变化不大，而且经烹调后蛋白质更易于消化吸收。

（2）蛋类烹调方法很多，有炒、煎、蒸和水煮蛋等。蛋类经过烹调处理后，有利于消化吸收和利用。但在烹调过程中，营养素会受到破坏，特别是维生素损失最多。鸡蛋一般损失维生素B_1 7%，维生素B_2 3%。煮鸡蛋的消化吸收率最高，几乎达到100%，是各种烹调方法中损失最少的。但煮得时间过长，会导致消化率略有下降。

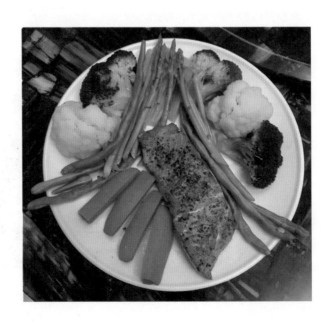

» 如何配餐减轻降糖药的不良反应

　　用药期间的饮食调配是不容忽视的。营养配餐搭配合理，可促进药物的吸收，增强药效，减少或避免不良反应的发生；如搭配不当，则会降低药效，甚至产生不良反应。降糖药物最为严重而又常见的不良反应为低血糖反应。其次是胃肠道反应。还有肝肾功能损害、水肿、皮肤过敏以及对血液系统的影响等。那么如何配餐才能够减轻降糖药的不良反应呢？

▶预防低血糖发生应如何配餐

　　（1）合理安排餐饮。口服降糖药者1日3餐，定时、定量。3餐主食的分配可根据患者的饮食习惯，按早餐占1/5，午、晚餐各占2/5的量或按早、午、晚餐各占1/3的量供给。应用胰岛素或口服药易出现低血糖者，每日供给五六餐，除正餐外，另2～3次加餐。加餐不加量，由正餐中匀出20～25g主食作为加餐食品，临睡前的加餐，除主食外，尚可配适量牛奶、鸡蛋、苏打饼干或豆制品等蛋白质食物，防止夜间出现低血糖。

　　（2）严格按时进餐。服药后若不按时进餐则药物起不到很好的降糖作用，甚至会引起低血糖。①先服药后进餐。磺脲类降糖药应在服药后30min进餐；非磺脲类促泌剂如瑞格列奈、那格列奈应在服药后5～20min进餐。这样能够保证食物中的糖类被分解吸收时，降糖药刚好发挥作用；胰岛素增敏剂宜在清晨空腹服用。②先进餐后服药。双胍类药物对胃肠道刺激作用大，故二甲双胍普通片剂应先进餐后服药，二甲双胍缓释片需要随餐口服，二甲双胍肠溶片则应先服药后进餐。③进餐时服药。餐时服，即与第一口饭同时"嚼服"，如α-糖苷酶抑制剂与吃第一口饭同时嚼服效果最好。

（3）灵活加餐、有备无患。若活动量较平时增大，在活动前要适量加餐，随身携带糖果、饼干等食物。若进餐时间延迟，则须先进食苏打饼干、面包片和水，以补充能量。对于发生低血糖已纠正者，下一餐前可提前吃少量馒头、面包、点心等或水果、牛奶，防止低血糖再次发生。

（4）不宜饮酒、适当多饮水。避免空腹饮酒，否则会发生较严重的低血糖，且醉酒往往能掩盖低血糖的表现，非常危险。如确需饮酒，应确保饮酒前先进食含复合糖类的食品，如饼干、面包等。如没有必须限制饮水量的疾病，可适当多饮水。

▶胃肠道反应如何配餐

（1）恶心、呕吐。多属药物刺激胃黏膜所致。应食用易消化，清淡、刺激小、维生素含量丰富的食物。可适量加生姜、豌豆、熟栗子、乌贼等食品。饭后勿立即躺下，以免食物反流，引起恶心。

（2）腹胀、厌食。避免食用易产气的食物，如萝卜、豆类、白薯、韭菜、生葱、生蒜、芹菜等。对于因进食肉、米、面等所致的厌食可酌情选用山楂、神曲、麦芽等水煎代茶饮帮助消化。

（3）腹痛、腹泻。药物影响小肠管腔内表层细胞，应进食含纤维量少，清淡的食物，避免油腻食物。并尝试少量多餐。对腹泻严重者注意水、电解质的补充，必要时给予止泻剂。

▶贫血如何配餐

补充含铁食物。选含铁丰富的食物，如海带、紫菜、蘑菇、香菇、木耳、豆类及其制品、肉类、禽蛋，以及动物的肝、肾等。含维生素C丰富的食物，如新鲜绿叶蔬菜，不要饮茶。对长期偏食和素食的人，要进行纠正，使其改变不良的饮食习惯。

▶药物过敏如何配餐

症状不重者可采用饮食调理脱敏法，首先注意饮食营养的均衡，少植物油腻、辛辣刺激食物及腥发食物，多吃维生素丰富的食物可以增强机体免疫能力。

▶水肿如何配餐

出现水肿者，应尽量少食盐。酌情选用冬瓜、薏米、赤小豆、扁豆、芡实、莲子、萝卜、白菜、鳝鱼、鲫鱼、鲤鱼、鸭肉等食品。忌食生冷、油腻、瓜果等。

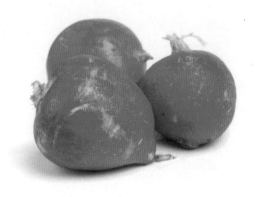

第五章

糖尿病患者的四季配餐

TANGNIAOBING HUANZHE DE SIJI PEICAN

>> 糖尿病的**常规配餐**

▶春季配餐

农历正月、二月、三月属于春季。正月叫初春，二月叫仲春，三月叫季春也叫暮春。根据中医学的理论，春季自然界阳气升发，机体肝气旺盛，饮食宜"省酸增甘以养脾气"，少吃酸性食物以免肝火偏亢，损伤脾胃。注意补充足够的无机盐、优质蛋白质和维生素，适当补充水分，以温开水为宜。

《黄帝内经》提到"不时不食，顺时而食"，就是要顺应季节而食，吃应季的食物。春季饮食蔬菜宜选择菠菜、生菜、豆芽、紫菜、苦瓜、胡萝卜、山药、白菜、黑木耳等；水果宜选择草莓、樱桃、柚子等。

表5-1　春季一周食谱

	早餐	午餐	晚餐
星期一	牛奶250mL 煮鸡蛋1个 馒头（面粉50g） 小菜50g	米饭100g 海带烧肉（海带100g　瘦肉100g） 海米烧冬瓜（海米10g　冬瓜200g）	米饭100g 肉片炒鲜蘑（瘦肉25g　鲜蘑200g） 黑木耳炒小白菜（黑木耳25g　小白菜100g）
星期二	无糖豆浆250mL 煮鸡蛋1个 馒头（面粉50g） 素炒洋葱丝200g	五香花卷（面粉50g） 扒鸡翅100g 银耳炒黄瓜片（银耳25g　黄瓜200g） 素炒莴笋片200g	米饭100g 虾皮炒萝卜丝（虾皮10g　萝卜丝200g） 瘦肉末豆腐干炒油菜（瘦肉末25g　豆腐干50g　油菜200g）

续表

	早餐	午餐	晚餐
星期三	牛奶250mL 煮鸡蛋1个 无糖发糕（面粉50g） 素炒芹菜200g	蒸饺（面100g　肉100g　小白菜100g） 草菇炒西葫芦（草菇50g　西葫芦200g）	米饭100g 肉丝炒豇豆（肉丝25g　豇豆200g） 豆腐干炒芹菜（豆腐干25g　芹菜200g）
星期四	无糖豆浆250mL 蒸鸡蛋1个 馒头（面粉100g） 大蒜拌黄瓜（大蒜50g　黄瓜150g）	米饭100g 红烧鲤鱼（不含糖）100g 瘦肉炒菜花（瘦肉丝25g　菜花200g）	米饭100g 烧冬菇200g 肉末干豆腐炒空心菜（肉末25g　干豆腐50g　空心菜150g）
星期五	牛奶250mL 煮鸡蛋1个 无糖面包50g 香菇炒油菜（香菇50g　油菜100g）	包子（面100g　牛肉50g　萝卜100g） 海米冬瓜汤（海米10g　冬瓜200g）	米饭100g 素炒丝瓜200g 鸡肉炒豌豆（鸡肉50g　豌豆100g）
星期六	无糖豆奶250mL 煮鸡蛋1个 花卷（面粉50g） 白菜海蜇皮（白菜50g　海蜇皮50g）	米饭100g 虾仁炒黄瓜（虾仁75g　黄瓜200g） 蒜蓉炒茼蒿（蒜蓉25g　茼蒿200g）	馅饼（面100g　瘦肉100g　韭菜200g） 西红柿炖冬瓜（西红柿100g　冬瓜100g）
星期日	低脂牛奶250mL 芝麻卷50g 煮鸡蛋1个 炝拌小白菜100g	米饭100g 猪肝炒青椒胡萝卜洋葱（猪肝100g　青椒100g　胡萝卜50g　洋葱50g） 虾皮炒圆白菜（虾皮25g　圆白菜200g）	米饭100g 素鸡炒白菜（素鸡50g　白菜200g） 菠菜汤（菠菜100g）

　　以上食谱平均每天提供的主要营养素：热量约1650kcal，糖类240g，蛋白质75g，脂肪50g。全日烹调用油25g。

▶替换菜谱

●素菜类

（1）烧素什锦

【原料】鲜蘑20g、香菇20g、马蹄50g、胡萝卜150g、冬笋50g、腐竹50g、黄瓜150g、木耳10g、精盐3g、姜5g、料酒10g、香油25g、鸡汤500mL。

【制作步骤】将腐竹用温水烫泡、煮软，切成4cm长的段；黄瓜、马蹄切成片；冬笋、胡萝卜去根、切片。木耳发好备用，将木耳、鲜蘑、香菇、马蹄、胡萝卜、冬笋分别用开水烫一下，码在盘内。锅内加入鸡汤，将码在盘内的原料轻轻放入锅内，加姜、料酒，汤开后去浮沫，用文火烧，入味后收汁，点香油即成。

（2）炒金针银钩

【原料】绿豆芽50g、金针菇300g、青椒50g、青红椒50g，葱、蒜、精盐、植物油各适量。

【制作步骤】绿豆芽洗净控干水分；金针菇用开水烫一下，挤干水分；青椒和青红椒均切细丝。炒锅烧热，倒入少许食油，放入蒜、葱、绿豆芽翻炒，再倒入青椒丝、金针菇、青红椒丝翻炒，加精盐调味即成。

●荤菜类

（1）韭菜炒鸡丝

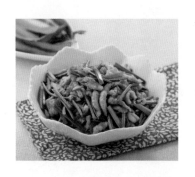

【原料】韭菜苗、红尖椒、鸡胸肉、姜、大蒜、鸡蛋、精盐、水淀粉、生抽、植物油。

【制作步骤】将韭菜苗洗净切成寸段，红尖椒去筋，切丝。鸡胸肉洗净切丝放入碗中，加入蛋液、少量生抽，搅拌均匀，再加入淀粉上浆。炒锅置于火上，放入植物油，油热后放入鸡丝用筷子将肉丝快速拨散，待肉丝炸至变色捞出备用。另起锅倒入少量植物油，放入姜片和蒜瓣煸出香味，放入鸡丝翻炒，放入韭菜苗和红尖椒丝，加入适量的精盐、水淀粉翻炒收汁即可。

（2）芙蓉鲫鱼

【原料】鲜鲫鱼250g、胡椒粉0.5g、鸡蛋清3个、葱15g、熟瘦火腿10g、姜10g、绍酒30g、鸡清汤250g、精盐3g、鸡油15g。

【制作步骤】鲫鱼去鳞、鳃、内脏，洗净，斜切下头和尾，同鱼身一起装入盘中，加绍酒和拍破的葱姜，上笼蒸10min取出，头尾和原汤不动，用小刀剔下鱼肉。将蛋清打散后，放入鱼肉、鸡汤、鱼肉原汤，加入精盐、味精、胡椒粉搅匀，将一半装入汤碗，上笼蒸至半熟取出，再将另一半倒在上面，上笼蒸熟，撒上火腿末、葱花，淋入鸡油即成。

● 凉菜类

（1）凉拌西芹丝

【原料】西芹250g、红椒1个，香菜段、大蒜、白芝麻、精盐、香油各适量。

【制作步骤】西芹切成细丝，大蒜剁成蒜末；把西芹丝放入碗中，再放入香菜段和切好的红椒丝，放入适

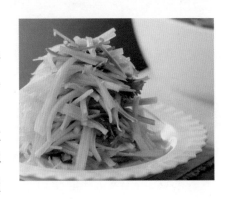

量的精盐、白芝麻、香油、蒜末搅拌均匀即可食用。

（2）三丝菜墩

【原料】白菜200g、冬菇50g、火腿50g、冬笋50g，姜片、精盐、料酒、鲜汤、熟花生油各适量。

【制作步骤】将大白菜剥去老帮叶，切去根部，选用嫩菜心，竖着切成6等份，即为菜墩；冬菇、火腿、冬笋分别择洗干净，均切成丝。取一大汤碗，将菜墩整齐地排列在大碗中，并用棉线扎牢，防止松散，倒入鲜汤，把冬菇丝、冬笋丝、火腿丝均匀地撒在菜墩上，放入熟花生油、精盐、料酒、姜片，然后上笼蒸30min，解去棉线，拣出姜片即成。

● 汤菜类

（1）南瓜汤

【原料】南瓜200g、精盐3g、葱花5g、花生油10g。

【制作步骤】把南瓜洗净，切成宽2cm、长4cm的条。炒锅上火烧热，放入花生油，烧至六成热时放入葱花炝锅，下入适量清水，把南瓜条、精盐放入，用武火烧沸，撇净浮沫，再用文火煮至南瓜熟烂时即成。

（2）菠菜鸡蛋汤

【原料】鸡蛋2个、菠菜150g、木耳5g、熟猪肉丝25g、韭菜10g，酱油、精盐、芝麻油各适量。

【制作步骤】将鸡蛋液磕入碗内，打匀；木耳泡发好后择洗干净，撕开；菠菜择洗干净，切成2cm的段；韭菜择洗干净，切成2cm的段。炒锅上火，下入清汤烧沸，依次放入木耳、菠菜段、肉丝，加入酱油、精盐，再开后将鸡蛋液淋入，放入韭菜段，点入芝麻油，起锅即成。

▶夏季配餐

每年的农历四月、五月、六月三个月为夏季，此季节比较炎热，许多人的饮食结构、食欲和口味也会发生相应的变化。比如喜食清淡、食欲减退、爱吃稀饭、吃水果量增加等，尤其是糖尿病患者，到了夏天既要吃好又要控制血糖，任务较重。夏季饮食蔬菜宜选择苦瓜、小白菜、洋葱、菠菜、茄子、黄瓜等；水果宜选择苹果、猕猴桃等。

表5-2　夏季一周食谱

	早餐	午餐	晚餐
星期一	无糖豆浆250mL 煮鸡蛋1个 无糖发糕（面粉50g） 凉拌仙人掌100g	米饭100g 豆腐皮炒盖菜（豆腐皮50g　盖菜200g） 胡萝卜丝炒肉（胡萝卜100g　瘦肉25g）	饺子（面100g　海参100g　鸡蛋50g　角瓜200g） 木耳冬瓜西红柿汤（木耳25g　冬瓜150g　西红柿50g）

续表

	早餐	午餐	晚餐
星期二	绿豆汤（绿豆20g） 煮鸡蛋1个 花卷（面粉50g） 白菜丝拌干豆腐丝（白菜150g 干豆腐丝50g）	葱油饼（面粉100g 葱适量） 瘦猪肉炒萝卜丝（瘦猪肉75g 萝卜100g） 素炒苦瓜200g	煮玉米150g 猪肉丝炒海带丝洋葱丝（猪瘦肉25g 海带100g 洋葱100g） 圆白菜炒西红柿（圆白菜150g 西红柿50g）
星期三	牛奶250mL 玉米面窝头（玉米面50g） 拍黄瓜（黄瓜200g）	米饭100g 韭菜炒绿豆芽（韭菜150g 绿豆芽150g） 红烧鲤鱼（不含糖）100g	无糖发糕（面粉100g） 肉片炒菜花（瘦肉25g 菜花200g） 豆腐炖白菜（豆腐100g 白菜150g）
星期四	无糖豆奶250mL 煮鸡蛋1个 全麦面包50g 凉拌海带100g	米饭100g 酱驴肉75g 素炒西葫芦200g	浇卤面（面100g） 卤（肉末25g 香菇50g 豆腐干50g 胡萝卜50g）
星期五	无糖豆浆250mL 煮鸡蛋1个 花卷（面粉50g） 蒜泥拌菠菜（蒜25g 菠菜100g）	米饭100g 清炖鸡块100g 蒜蓉烧油菜（蒜10g 油菜200g）	馒头（面粉100g） 蒜薹炒猪肉（蒜薹100g 猪瘦肉25g） 白菜炖豆腐汤（白菜150g 豆腐100g）
星期六	牛奶250mL 馒头（面粉50g） 虾皮炒白菜（虾皮10g 白菜150g）	米饭100g 白萝卜炒香菇（白萝卜150g 香菇50g） 素炒芹菜100g	米饭100g 红烧鲤鱼（不含糖）100g 素烧豆角200g
星期日	绿豆汤（绿豆20g） 煮鸡蛋1个 全麦面包50g 素炒萝卜丝100g	米饭100g 红烧排骨（不含糖）100g 绿豆芽炒韭菜（绿豆芽150g 韭菜100g）	米饭100g 干煸田鸡腿100g 蒜泥拌海带丝（蒜25g 海带150g）

以上食谱平均每天提供的主要营养素：热量约1550kcal，糖类220g，蛋白质75g，脂肪50g。全日烹调用油25g。

▶替换菜谱

●素菜类

（1）芹菜炒蘑菇

【原料】芹菜4～5根、干蘑菇8～10片，生姜片、洋葱片、胡萝卜丝、干辣椒丝各少许，精盐、生抽、植物油各适量。

【制作步骤】将蘑菇的茎去掉，和芹菜一起洗净，将芹菜切段。蘑菇焯水后备用。锅中加入两勺植物油，将洋葱片、生姜片、干辣椒丝炒一下，依次倒入蘑菇、芹菜段、胡萝卜丝翻炒，加入精盐、生抽，翻炒均匀即可食用。

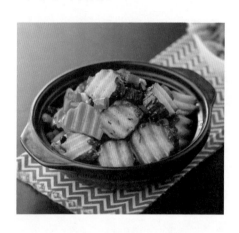

（2）钵子黄瓜

【原料】黄瓜1根、胡萝卜1根、五花肉150g、美人椒25g、大蒜3瓣、豆豉10g，精盐、生抽、植物油各适量。

【制作步骤】黄瓜、胡萝卜分别切片。美人椒去蒂，切成小圈，锅置于火上，倒入适量植物油，放入大蒜、豆豉、辣椒圈煸出香味，放入黄瓜片、胡萝卜片翻炒片刻，加入生抽和精盐调味，翻炒均匀即可出锅。

●荤菜类

（1）生炒苦瓜鳝鱼

【原料】苦瓜200g、鳝鱼100g，葱、蒜、精盐各适量。

【制作步骤】先将苦瓜洗净切片，将葱、蒜爆香，加入鳝鱼快炒至半熟，再加入苦瓜片炒熟。精盐调味后，即可食用。

（2）半煎煮鱼

【原料】黄花鱼300g、肉片50g、湿冬菇25g、笋花50g、葱5g、姜10g、绍酒10g、酱油10g、精盐2g、花生油50g。

【制作步骤】将黄花鱼刮鳞、去腮及内脏后洗净，葱切段，姜切丝待用。烧热锅，放入花生油，再放入黄花鱼，煎至半熟后取出。在锅中放入肉片、冬菇、笋花、姜丝，略炒，放入黄花鱼，淋入绍酒，放入清水、酱油、精盐，盖上锅盖，用文火加热10min后将鱼装上盘，把锅中汤汁烧浓后放入葱段，然后把汤汁淋到鱼上即成。

● 凉菜类

（1）蒜泥拌瓜丁

【原料】黄瓜200g、红椒50g、苦瓜50g、大蒜20g，精盐、酱油、芝麻油各适量。

【制作步骤】将黄瓜去蒂把，切丁，苦瓜剖开，去掉瓜瓤，切丁，用沸水焯至断生，用清水过凉，后沥水；红椒去蒂、籽，切成小丁。将黄瓜丁、红椒丁、苦瓜丁同放碗内，撒上精盐，腌渍10min后，再用凉开水冲洗一下，用净布轻轻辗干水分。大蒜捣成蒜蓉，用少许酱油调稀后，倒入小碗内，加入芝麻油调匀，倒在黄瓜、苦瓜、红椒丁上，搅拌均匀后装盘即可食用。

（2）果仁菠菜

【原料】菠菜400g、花生50g、蒜20g、干辣椒15g、芝麻5g、醋1汤勺，精盐、植物油、香油各适量。

【制作步骤】菠菜洗净切去根部，切成3～4cm长；先将蒜瓣拍碎；再将蒜剁成蒜末；菠菜放入沸水焯烫；把菠菜捞出过凉水沥干水分备用；炒锅放入植物油，将花生放入锅中；待花生炸至颜色变深捞出沥油；将干辣椒放入沸油中炸辣椒油；将榨好的辣椒油倒入碗中晾凉；将菠菜加入花生、醋、精盐，加入香油、辣椒油、蒜末搅拌均匀

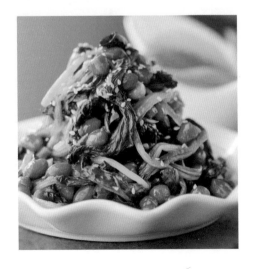

即可。

●汤菜类

（1）苦瓜黄豆排骨汤

【原料】排骨200g、苦瓜200g、黄豆30g、姜片5片，枸杞子、精盐各适量。

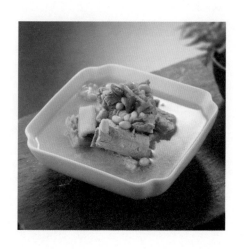

【制作步骤】黄豆倒入容器内，倒入清水泡发；排骨洗净，斩成段备用；苦瓜去头去尾，中间切开，去瓤，切条状备用；炒锅置于火上，倒入清水，排骨段冷水下锅，焯烫5~10min，用勺子撇除血末捞出沥水即可；另起锅，倒入清水，加入排骨段、姜片、黄豆、精盐炖制20min左右；加入枸杞子、苦瓜条炖煮3min即可出锅。

（2）西红柿肉片汤

【原料】猪瘦肉100g、西红柿200g，精盐、花生油各适量。

【制作步骤】将猪瘦肉切片；西红柿洗净，去蒂，切块。炒锅上火，放入花生油烧热，放入猪肉片滑炒，注入清水，加入精盐烧沸，放西红柿块再烧开，撇去浮沫，出锅装碗即成。

▶秋季配餐

每年农历的七月、八月、九月三个月为秋季。中医认为秋天是"燥"气当令的季节，此时天气渐渐转凉，人们的口、鼻、皮肤等部位往往会出现不同程度的干燥感。而糖尿病患者多为阴虚燥热的体质，对"燥"更加敏感，因此在饮食上应吃些有生津养阴、滋润多汁的食品，少吃辛辣、煎炸食品。秋季饮食蔬菜宜选择萝卜、黄瓜、冬瓜、花菜、白菜等，水果宜选择梨、柑橘、荸荠等。

表5-3　秋季一周食谱

	早餐	午餐	晚餐
星期一	牛奶250mL 无糖发糕（面粉50g） 素炒莴笋丝150g	米饭100g 红烧排骨（不含糖）100g 炒菠菜200g	浇卤面（面100g） 卤（海米25g　豆腐干25g　白菜100g　海带50g）
星期二	无糖豆浆250mL 煮鸡蛋1个 馒头（面粉50g） 素炒油菜200g	米饭100g 海带烧肉（海带100g　瘦肉100g） 白萝卜炖冬菇（白萝卜150g　冬菇50g）	葱花饼（面粉100g　葱花适量） 黄瓜豆腐汤（黄瓜100g　豆腐100g） 炒青椒丝100g
星期三	无糖豆奶250mL 煮鸡蛋1个 馒头（面粉50g） 虾皮拌黄瓜（虾皮25g　黄瓜100g）	米饭100g 红烧鸡块（不含糖）100g 素炒佛手200g	米饭100g 肉末烧豆腐（肉末25g　豆腐100g） 青椒炒洋葱（青椒50g　洋葱150g）
星期四	牛奶250mL 煮鸡蛋1个 馒头（面粉50g） 葱油笋丝150g	米饭100g 鸡丝炒黄花菜（鸡丝100g　黄花菜150g） 醋熘白菜150g	米饭100g 油菜炖豆腐（油菜100g　豆腐100g） 瘦肉末炒蒜薹（瘦肉末25g　蒜薹100g）
星期五	无糖豆浆250mL 煮鸡蛋1个 全麦面包50g 焯拌绿豆芽150g	米饭100g 牛肉炖萝卜（牛肉100g　萝卜200g） 素炒菜花150g	米饭100g 素炒菠菜200g 葱炒鸡肉（葱100g　鸡肉100g）
星期六	牛奶250mL 无糖发糕（面粉50g） 拌黄瓜150g	米饭100g 清蒸鱼100g 素炒芹菜200g	素包子（面100g　白菜300g　豆腐干50g） 菠菜汤（菠菜100g）
星期日	牛奶250mL 全麦面包50g 拌圆白菜200g	米饭100g 红烧鲤鱼（不含糖）100g 蒸茄泥（茄子200g）	米饭100g 猪肉炒青椒洋葱（猪肉50g　青椒100g　洋葱100g） 素炒木耳200g

以上食谱平均每天提供的主要营养素：热量约1600kcal，糖类230g，蛋白质75g，脂肪48g。全日烹调用油25g。

▶替换菜谱

●素菜类

（1）素鸡丝炒豆角

【原料】豆角100g、素鸡100g、洋葱片50g、胡萝卜50g、生抽、植物油各适量。

【制作步骤】豆角、素鸡、胡萝卜切丝待用。植物油烧热，加入洋葱片爆香，放入胡萝卜丝炒至断生，再放入豆角丝炒至断生，加入小半碗清水、生抽，中火焖5min。开锅后加入素鸡丝大火翻炒即可食用。

（2）鲜蘑炒豌豆

【原料】鲜口蘑100g、豌豆150g、酱油5g、植物油10g、精盐2g。

【制作步骤】把豌豆剥好；鲜蘑洗净，切成丁。锅置火上放入植物油，油烧热时，放入鲜口蘑丁、豌豆、酱油、精盐，用旺火快烧，炒熟即可。

●荤菜类

（1）肉末虎皮尖椒

【原料】肉末200g、尖椒300g、黄椒丁、红椒丁、生抽、精盐、植物油各适量。

【制作步骤】尖椒洗净，去头尾，中间切开备用；炒锅置于火上，倒入植物油，待油温烧至4成热，下入尖椒炸软，且有很多小泡即可捞出沥油，放入盘中；另起锅，倒入植物油，下入肉末、黄椒丁、红椒丁煸

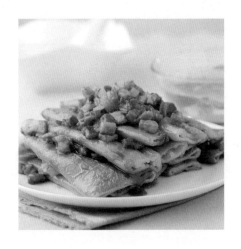

炒，加入生抽、精盐调味，浇淋在尖椒上即可。

（2）猪肉山药炖萝卜

【原料】山药20g、白萝卜200g、精盐3g、瘦猪肉100g、姜5g、葱10g。

【制作步骤】白萝卜洗净，切成块；山药去皮切片；猪肉切成块；姜拍松；葱切段。瘦猪肉块、白萝卜块、精盐、葱段、姜、山药片同放锅内，加水1000mL，置旺火烧沸，再用文火煮40min即成。

●凉菜类

（1）清爽凉拌果蔬

【原料】生菜100g、黄瓜50g、红椒20g、黄椒20g、圣女果30g，精盐、白芝麻、白醋各适量。

【制作步骤】圣女果中间切开备用；黄瓜洗净，斜刀切片备用；红、黄椒切片备用；生菜手撕小块；将蔬菜放入容器内，加入精盐、白醋，搅拌均匀装盘；最后将圣女果与白芝麻撒在上面即可食用。

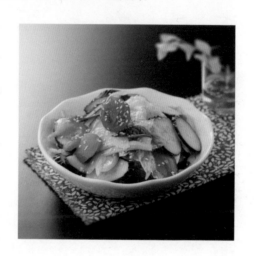

（2）蜇皮拌芹菜

【原料】芹菜梗150g、海蜇皮50g、酱油5g、精盐2g、芝麻油5g、辣椒油5g。

【制作步骤】将芹菜梗洗净，沥水后切细丝，盛碗内，用精盐腌渍好，待用。海蜇皮预先放凉水中撒精盐，捞出后洗净，再放沸水中烫一下，捞出后切细丝，放在盘内。将腌好的芹菜丝挤去水分，放在海蜇丝盘内，加酱油、辣椒油、芝麻油、味精拌匀即成。

●汤菜类

（1）玉米须蚌肉汤

【原料】玉米须50g、蚌肉50g、调料适量。

【制作步骤】将材料放入锅中加清水一起煮，加入适当调味料后，即可食用。

（2）口蘑肚片汤

【原料】猪肚尖200g、水发口蘑50g、菜心10棵、鸡汤适量、熟鸡油10g、精盐3g、料酒10g，胡椒粉、鸡汤各适量。

【制作步骤】将猪肚尖洗净，去掉油筋，切成片，洗净；水发口蘑洗净泥沙，切成薄片；菜心洗净，待用。将鸡汤在锅内烧开，撇去浮沫，依次放入口蘑片、菜心、精盐、胡椒粉、熟鸡油，烧开盛入碗内。清水加入汤锅内烧开，猪肚尖片用料酒、精盐拌匀后倒入锅内焯熟后捞出，盛入汤碗内即成。

▶冬季配餐

每年农历的十月、十一月、十二月三个月为冬季，这是一年中最寒冷的季节，很多疾病更容易发生。中医认为，冬季人们应该以收敛闭藏为主，不要损伤身体的阳气。冬季的饮食更要注意合理搭配，补养适当，控制好血糖。冬季饮食蔬菜宜选择白萝卜、白菜、山药、银耳、菠菜、黑木耳等；水果宜选择梨、苹果等；肉类以乌鸡肉为最佳。

表5-4　冬季一周菜谱

	早餐	午餐	晚餐
星期一	牛奶250mL 煮鸡蛋1个 馒头（面粉50g） 拌圆白菜胡萝卜（圆白菜100g　胡萝卜50g）	米饭100g 蒜蓉炒茼蒿（蒜25g 茼蒿200g） 红烧鸡块（不含糖）100g	米饭100g 猪瘦肉炒豌豆苗（猪瘦肉50g　豌豆苗200g） 冬瓜炖豆腐（冬瓜150g 豆腐75g）

续表

	早餐	午餐	晚餐
星期二	无糖豆浆250mL 煮鸡蛋1个 全麦面包50g 素炒绿豆芽150g	米饭100g 瘦肉丝炒芹菜（瘦肉50g　芹菜200g） 炒茄子丝150g	米饭100g 红烧带鱼（不含糖）100g 香菇炒萝卜丝（香菇50g　萝卜丝150g）
星期三	牛奶250mL 无糖发糕（面粉50g） 温拌香菇150g	包子（面100g　肉100g　萝卜150g） 汤（西红柿100g　黄瓜100g）	米饭100g 肉炒芥菜（里脊肉25g　芥菜200g） 豆腐丝炒芹菜（豆腐丝50g　芹菜200g）
星期四	无糖豆奶250mL 花卷（面粉50g） 拌黄瓜150g	米饭100g 盐水虾75g 青椒炒洋葱（青椒100g　洋葱100g）	饺子（面100g　鸡蛋50g　韭菜200g　瘦肉50g）
星期五	牛奶250mL 无糖发糕（面粉50g） 拌圆白菜150g	米饭100g 素烧豆角200g 瘦肉炒芹菜（瘦肉丝50g　芹菜100g）	米饭100g 红焖鱼（不含糖）100g 肉末豆腐干炒空心菜（肉末25g　豆腐干50g　空心菜150g）
星期六	馄饨100g（肉50g　菜30g　皮100g）	米饭100g 素炒胡萝卜丝150g 木耳炒肉（木耳100g　瘦肉50g）	煮玉米150g 肉丝炒韭菜（瘦肉丝25g　韭菜200g） 豆腐冬瓜汤（豆腐100g　冬瓜100g）
星期日	牛奶250mL 煮鸡蛋1个 全麦面包100g 海米炒小白菜（海米10g　小白菜150g）	米饭100g 清蒸鱼100g 蒜蓉焖豆角（蒜10g　豆角200g）	米饭100g 肉炒黄瓜片（猪瘦肉50g　黄瓜150g） 素炒豇豆200g

以上食谱平均每天提供的主要营养素：热量约1670kcal，糖类250g，蛋白质75g，脂肪50g。全日烹调用油25g。

▶替换菜谱

●素菜类

（1）白菜豆腐粉

【原料】白菜250g、豆腐100g、干粉丝25g，植物油、精盐、葱、姜各适量。

【制作步骤】白菜洗净，切成3cm的长方块，用开水烫一下，把豆腐切成长方形块；干粉丝烫发好，长的切成短段；葱姜切丝。锅里加植物油，用旺火烧热，放入葱、姜丝炝锅，炸出香味，放入白菜块，稍炒拌，加汤或水250mL。再放入豆腐块、粉丝及精盐，用文火将白菜块煮烂后炒匀出锅即成。

（2）醋熘土豆丝

【原料】土豆2个，西芹、红辣椒丝、姜丝、精盐、醋、香油各适量。

【制作步骤】土豆去皮切丝，用清水泡5min，沥干水分。西芹切条状备用。用少许油爆香姜丝、红辣椒丝，下西芹条略炒，添加精盐。再下土豆丝快速翻炒，熄火前，添加醋及香油调味即可。

●荤菜类

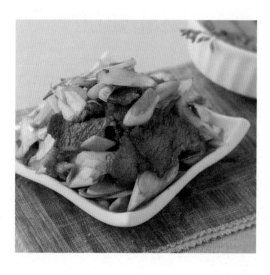

（1）葱炮羊肉

【原料】羊肉500g、大葱1根、蒜6瓣、老抽1汤勺、生抽1汤勺、料酒1汤勺，精盐、姜片、植物油各适量。

【制作步骤】大葱切滚刀块；蒜瓣切片；羊肉切薄片；将切好的羊肉片放入大碗中；放入精盐、料酒搅拌均匀；放入生抽腌制后搅拌均匀；将炒锅置于火上，倒入植物油，放入姜片煸出香味；将腌好的羊肉片放入锅中；将羊肉片炒至变色，煸出羊油再放入蒜片翻炒；加入老抽；加入葱块翻炒均匀；加入精盐翻炒均匀即可出锅。

（2）土豆豆角烧排骨

【原料】排骨400g、豆角100g、土豆100g，大料、姜、蒜片、生抽、精盐、香葱段、植物油各适量。

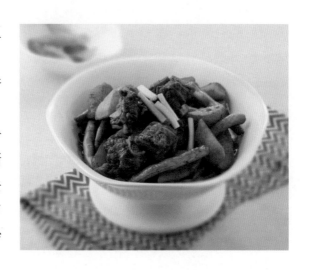

【制作步骤】蔬菜洗净备用；将豆角两头开始撕去筋，掰小段备用；土豆去皮，中间切条，再切滚刀块；排骨洗净斩成小段；炒锅置于火上，倒入清水，排骨段冷水下锅焯烫5~10min，用勺子将血末撇除，捞出沥水备用；另起锅，倒入植物油，加入大料、蒜片、姜片煸香，加入排骨段炒制，加入豆角、生抽、精盐、清水及土豆炖20~30min，出锅后撒入香葱段即可。

● 凉菜类

（1）三色银芽

【原料】绿豆芽200g、水发冬菇30g、红椒50g，精盐、花生油、芝麻油、姜丝各适量。

【制作步骤】将绿豆芽择洗干净；红椒去蒂、籽，洗净；水发冬菇去根，洗净；红椒、冬菇均切成细丝。炒锅内加少量水，烧开，放入绿豆芽焯至断生，捞出后晾凉，待用。炒锅内加花生油，上火烧热后放入红椒丝、冬菇丝煸炒，加精盐拌炒后起锅，晾凉后拌入绿豆芽中即成。

（2）拌莴笋水萝卜

【原料】莴笋150g、水萝卜100g、芝麻油10g、酱油10g、醋10g、精盐适量。

【制作步骤】将莴笋去叶，削去皮、筋，洗净，切滚刀块，用精盐腌渍后挤去盐水；水萝卜去叶、须根，用凉开水洗净，切与莴笋大小相同的块。把莴笋块和水萝卜块同放盘内，放入芝麻油、酱油、醋，拌匀后即可食用。

● **汤菜类**

（1）冬瓜鲤鱼汤

【原料】冬瓜100g、鲤鱼200g，料酒、精盐、葱段、姜片、胡椒粉、花生油各适量。

【制作步骤】将冬瓜切片。将处理好的鲤鱼下入花生油热锅中煎至两面呈黄色，注入适量清水，放入冬瓜片、料酒、精盐、葱段、姜片，用中小火煮至鱼熟瓜烂，拣出葱、姜，撇净浮沫后放胡椒粉，再烧一会儿即可出锅。

（2）苦瓜鸡块汤

【原料】鸡腿150g、苦瓜50g，料酒、精盐各适量。

【制作步骤】将鸡腿块焯水捞出后过一次清水，沥水待用；苦瓜切块待用。锅内清水烧开后放入鸡块、料酒，烧开后撇净浮沫，用小火煮至鸡块将熟时放入苦瓜块，待鸡块、苦瓜块熟烂，用精盐调味，盛入汤碗内即成。

第六章

各类型糖尿病患者配餐

» 糖尿病特殊人群

▶ 初发2型糖尿病

● 配餐原则

（1）食物多样。种类多样的膳食应由谷薯类、蔬果类、动物性食物、大豆类、坚果、烹调油和盐组成，以控制血糖为目标。调整优化食物种类和重量，满足自身健康需要。

（2）能量适宜。超重、肥胖患者减重后可以改善胰岛素抵抗、有利于血糖控制。建议超重、肥胖患者按照每个月减少1~2kg的速度，3~6个月减少体重的5%~10%。

（3）主食定量。应学习选择主食类食物和剂量，主食定量，不宜过多，多选全谷物和低GI食物。

（4）规律进餐。指一日三餐及加餐的时间相对固定，定时定量进餐，不暴饮暴食，不随意进食零食、饮料，不过多聚餐，减少餐次。糖尿病患者应该饮食有节、科学配置，进行标准化、定量的营养配餐。

（5）清淡饮食。培养清淡口味，每日烹调油使用量宜控制在25g以内，食盐用量每日不宜超过5g。同时，注意限制酱油、鸡精、味精、咸菜、咸肉、酱菜等含盐量较高的调味品和食物的使用。足量饮用白开水，也可适量饮用淡茶或咖啡，不喝含糖饮料。

● 每日摄入的食物量

（1）每日糖类供能比宜为45%~60%。

（2）适量选择优质蛋白，蛋白质供能比15%~20%，建议确保每日一个鸡蛋、1~2袋（250~500mL）鲜牛奶；每周吃2~3次鱼，每次吃3~4两；适量选择低脂肪肉类（如去皮鸡肉、鸭肉、瘦猪肉、牛羊肉），每日100~150g；每日摄入适量豆制品。不吃动物油，控制植物油用量，用煮、炖、氽、蒸、拌等少油的方法烹调食物；控制坚果摄入量，少吃奶油糕点、方便面等食物。

（3）每日膳食总脂肪供能要控制在总能量的20%～35%。限制饱和脂肪酸和反式脂肪酸的摄入，饱和脂肪酸摄入量不超过总能量的12%，反式脂肪酸不超过2%，适当增加多不饱和脂肪酸与单不饱和脂肪酸取代部分饱和脂肪酸。胆固醇摄入量每天不宜超过300mg。

（4）低盐饮食，做菜应少放盐，一般1天不超过5g，不吃腌制的菜食（表6-1）。

表6-1　一日食谱举例

早餐	午餐	晚餐
无糖豆浆250mL 花卷（面粉25g） 拌菠菜（菠菜50g） 煮鸡蛋1个	米饭75g 炒三丁（青椒100g　茭白100g　鸡肉50g） 西红柿豆腐汤（西红柿50g 豆腐50g）	米饭50g 青笋鸡丝（青笋100g　鸡肉50g） 丝瓜汤（丝瓜50g）

每天食谱总热量约1200kcal，糖类150g，蛋白质68g，脂肪44g。全日烹调用油15g，盐5g。

● 食疗食谱

（1）蚌肉苦瓜汤。苦瓜250g，蚌肉100g。将活蚌用清水养两天，去清泥味后取出其肉，与苦瓜共煮汤，经油盐调味，煮熟后喝汤吃苦瓜蚌肉。

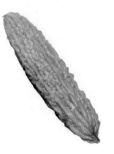

（2）玉米须煲瘦猪肉。玉米须30g，瘦猪肉100g。同煮汤，熟后去渣，饮汤食肉。

▶肥胖型糖尿病

●配餐原则

（1）控制总热量。在病情稳定的情况下，应严格限制每日的热量供应，使之低于消耗量，总热量负平衡。但糖类、蛋白质、脂肪的摄入要合理、平衡，保证机体基本需要。

（2）适当控制蛋白质的摄入。饮食中蛋白质的含量不要过分限制，按占总热量的20%左右供给。但也不可过高，以免增加肾脏负担。尽量选用精瘦肉、蛋、乳、豆制品等。

（3）限制脂肪摄入。饮食中脂肪量要适当降低，以促进体脂消耗。忌用脂肪含量高的食物，包括花生、核桃、瓜子等坚果类。烹调方法以蒸、煮、炖、拌等少油为宜，忌用油煎、炸等烹调方法。

（4）供给充足的维生素和无机盐。由于饮食总量受限，各种营养素的摄入也相应减少。为此，应尽量选用富含无机盐、维生素的新鲜蔬菜，必要时补充维生素制剂。

●每日摄入的食物量

（1）糖类占总热量的50%～60%。脂肪占总热量的20%～30%。蛋白质占总热量的15%～20%。每日主食量一般限制在150～200g。

（2）蛋白质的含量不要过分限制，按占总热量的20%左右供给。可按每千克理想体重1.0g左右供给。

（3）忌食用脂肪含量高的食物。

（4）可多选用含糖量在1%～3%的新鲜蔬菜，既可补充维生素和无机盐，还可以饱腹充饥。由于饮食量的减少可能引起无机盐、维生素的不足，因此除多选食蔬菜外，可适当进食一些脱脂牛奶、豆浆、豆制品等，以补充钙和维生素。

一日食谱

（1）体重超标和偏胖的中等身高、一般活动量的男性患者（表6-2）。

表6-2　一日食谱举例

早餐	午餐	晚餐
无糖豆浆250mL 烤馒头片50g 咸鸭蛋30g	米饭75g 肉末豆腐（瘦肉25g　豆腐100g） 卷心菜炒蘑菇（卷心菜200g　蘑菇50g） 冬瓜汤（冬瓜100g）	花卷（面粉75g） 炒肉芹菜干豆腐（瘦肉50g　芹菜100g　干豆腐50g） 拌茄泥（茄子250g）

　　总热量约1544kcal，糖类202g，蛋白质76g，脂肪48g。全日烹调用油20g。

　　（2）体重超标和偏胖的中等身高、活动量少的男性或一般活动量的女性患者（表6-3）。

表6-3　一日食谱举例

早餐	午餐	晚餐
花卷50g（荞麦25g　面粉25g） 脱脂牛奶250mL 煮鸡蛋1个 拌海带丝50g	米饭75g 炒瘦肉木耳白菜（瘦肉50g　木耳50g　白菜250g）	馒头（面粉50g） 瘦肉丝拌菠菜（瘦肉25g　菠菜250g） 炒豆腐100g

　　总热量约1304kcal，糖类176g，蛋白质60g，脂肪40g。全日烹调用油20g。

●食疗食谱

　　（1）香菇豆腐。豆腐200g，香菇3只，榨菜、酱油、香油、淀粉、精盐各适量。将豆腐切成四方小块，中心挖空；将洗净泡软的香菇剁碎，榨菜剁碎，加入精盐及淀粉拌匀即为馅料；将馅料酿入豆腐中心，摆在碟上蒸熟，淋上香油、酱油即可食用。

（2）薏米赤豆粥。薏米、红小豆各50g，泽泻10g。将泽泻先煎取汁，用汁与红小豆、薏米同煮为粥。可供晚餐食用。适用于肥胖型糖尿病湿热壅盛者，有清热、利湿、泻浊之功效。亦治急、慢性泌尿系感染。

（3）荷叶粥。鲜荷叶1张（约200g）、薏米50g为原料。将薏米洗净，加水煮粥。临熟时将鲜荷叶洗净覆盖粥上，焖约15min，揭去荷叶，再煮沸片刻即可。能清暑，生津，止渴，降脂减肥。

▶消瘦型糖尿病

●配餐原则

（1）增加热量摄入。为保证患者生命活动所需要的营养，达到标准体重，增强抗病能力，应摄入足够的热量。

（2）供给充足的蛋白质。消瘦型糖尿病患者糖原储备空虚，蛋白质分解、代谢增强，较易出现负氮平衡，为补充损耗，可酌情增加蛋白质的供给量。

（3）限制脂肪摄入量。脂肪供给热量较多，但由于消瘦型糖尿病患者常伴有脂质代谢紊乱，脂肪氧化不完全，易产生酮体，出现酮症酸中毒，故应当限制脂肪的摄入量，烹调应选择植物油。

（4）补充充足的维生素和无机盐。应注意补充维生素A、B族维生素、维生素C、维生素D、维生素K及无机盐中的铁、钙。动物类食品与植物类食品同时选用，可促进铁的吸收、利用。

（5）注意烹调加工。应注意色、香、味，以刺激食欲。瘦弱者肠胃功能较差，应采用易消化食物。肉类食品要烹饪得软烂，最好以蒸为主。要注意调整脾胃功能，以促进食欲和提高消化吸收功能。

（6）保持饮食的规律性、定量进餐。少量多餐，保证设计的膳食量能够充分摄入。每日以5~6餐为宜。

（7）定期监测体重。消瘦患者增加体重时，一定要在病情稳定的基础上进行，一旦体重恢复至正常应调整饮食至正常水平，不要矫枉过正而导致体重超重。

●每日摄入的食物量

（1）热量可以按照30～35kcal/kg体重供给。

（2）蛋白质按1.2g～1.5g/kg体重给予，食物中动物蛋白质和豆类要占蛋白质总量的1/3～1/2。可适当增加瘦肉类、禽蛋、奶制品、豆制品等富含蛋白质的食物。

（3）限制脂肪摄入量，少吃肥肉、动物油、全脂奶粉、蛋黄、动物内脏等富含饱和脂肪酸和胆固醇的食物（表6-4）。

例如：某成年男性糖尿病患者，活动量较少。身高178cm，体重58kg，他的一日食谱如下：

表6-4　一日食谱举例

早餐	午餐	晚餐	睡前加餐
牛奶250mL 花卷（面粉100g） 鸡蛋1个 香椿拌豆腐（香椿100g　豆腐丝50g）	米饭100g 炖带鱼（100g） 烧菜花（200g）	玉米面贴饼（玉米面100g） 肉丝木耳菠菜汤（肉丝50g　木耳10g　菠菜150g） 炝拌苦瓜150g	西瓜250g

总热量约2000kcal，糖类292g，蛋白质82g，脂肪50g。全日烹调用油20g。

●食疗食谱

（1）红烧鳝鱼（不含糖）。鳝鱼500g，调料各适量。鳝鱼活杀洗净切3.3cm的段。起油锅，加入植物油3匙，旺火烧热，加入蒜头炸锅，倒入鳝段，翻炒片刻，加黄酒2匙，焖片刻，加酱油、精盐适量，水1碗，焖半小时，至鳝鱼酥烂，入葱装盘，佐餐食。具有补虚益气、祛风寒湿、通血脉、辅助降血糖之功，对糖尿病口渴不重者有一定疗效。

199

（2）鸽肉山药玉竹汤。白鸽1只，活杀洗净，与山药30g、玉竹20g同煮，肉烂饮汤食肉。具有滋阴止渴，补脾益气之功，治疗阴虚所致的消渴病。

（3）清蒸黄芪鸡。母鸡1只，洗净剖腹切块，放入瓷盆中，放入党参30g、黄芪60g，拌匀，放精盐，淋上黄酒2匙，隔水旺火蒸3h至肉烂为止。饭前空腹食，每日2次，每次1小碗，3～5天吃完。具有养五脏、除消渴、补气益胃、补虚固脱之功。对糖尿病多食善饥、身体虚弱、畏冷者尤宜。

（4）枸杞子炖兔肉。枸杞子30g，兔肉100g，加水适量，文火炖熟后加姜、葱、精盐调味，饮汤食兔肉。适用于肝肾阴虚型糖尿病患者。

▶老年糖尿病

●配餐原则

（1）视病情轻重制订膳食方案。轻型患者往往肥胖，适当节制饮食是主要疗法。采取低热量饮食。如饿感强烈，可选含糖量少的蔬菜充饥。中型和重型患者在药疗的同时，也要注意饮食节制。应按医师的规定，要相对固定，并注意配餐的科学、合理，避免药物与食物间发生不良反应。

（2）禁止食用含糖量高的甜食。糖和甜食，应为不吃之列。水果要视病情而定，病情不稳定时或严重时不吃，控制得较好时，可少量吃，明显增高时，最好不吃。烟、酒等辛辣刺激之品也应停用。

（3）坚持低糖、低脂、低盐、正常蛋白质的饮食原则。以"清淡饮食"为主，但清淡不等于吃素。以谷为养，果菜为充，肉类益之，既可满足各种营养素的供应，又可保持大便通畅。

（4）要少食多餐。一般每日可安排五餐，每餐的量不宜太多，餐间不吃零食，特别是甜食，以免影响食欲，导致消化功能紊乱。在睡前、起床后或两餐间老年人可适当吃少许食物作为点心。

（5）食物要新鲜、水分要充足。对于已腐败、变质的食品，均不宜食用。常吃些汤、羹、菜泥之类的食物，既可补充水分，又有利于消化。

（6）主食要粗细搭配，副食应荤素搭配。食物的烹制宜松软，易消化吸收。烹调的方法以蒸、煮、炖、炒为主，避免煎、炸、烤、腌制的食物。

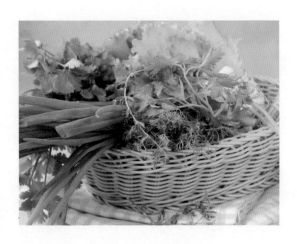

●每日摄入的食物的量

（1）普通老年糖尿病患者每日主食（糖类）供应量为250~400g，副食中蛋白质30~40g，脂肪50g左右。

（2）肥胖老年糖尿病患者每日主食控制在150~250g，脂肪25g，蛋白质30~60g。此为低糖、低脂正常蛋白饮食。

（3）长期患消耗性疾病的糖尿病患者适于高蛋白饮食，每日主副食蛋白质总量不低于100g。

（4）注射胰岛素的患者，主食可放宽到250~400g，其他副食酌情供给。

一日食谱

要做到"一个平衡，三个兼顾"，即平衡饮食；兼顾控制血糖、血脂、血压、体重，兼顾并发症的防治，兼顾个人的生活习惯和饮食爱好。做到吃得科学、经济而实惠。

下面食谱适用于活动量低的老年糖尿病患者。例如：某75岁糖尿病患者，男性，身高170cm，体重80kg，属于老年肥胖者，他的一日食谱如下（表6-5）：

表6-5 一日食谱举例

早餐	午餐	加餐	晚餐
牛奶燕麦粥（鲜牛奶250mL 燕麦片25g）咸面包（面粉25g）拌黄瓜（黄瓜50g 麻油1g）	米饭75g 肉丝苦瓜（猪瘦肉25g 苦瓜125g）豆腐干炒芹菜（豆腐干25g 芹菜125g）	苹果100g	馒头（面粉75g）油菜炒粉丝（油菜100g 粉丝15g）清炖鲫鱼（鲫鱼100g）

总热量约1290kcal，糖类195g，蛋白质60g，脂肪30g。全日烹调用油15g。

● **食疗食谱**

（1）猪胰汤。猪胰1只，生薏米30g，黄芪30g，山药30g。猪胰洗净切碎块，薏米先浸泡一夜，山药切片，黄芪用纱布包，四味同入锅内煮汤，熟后稍加调料，饮汤食猪胰。具有益气健脾，润燥止渴之功。适用于老年糖尿病气阴两虚者。

（2）沙参玉竹煲老鸭。南沙参60g，玉竹50g，老雄鸭1只，葱、姜、精盐、味精各少许，老鸭去毛及内脏洗净，与沙参、玉竹、葱、姜加水武火烧沸后，转文火焖煮1h以上，后加调料，饮汤分次食肉。具有滋阴生津之功。适用于老年糖尿病阴虚燥热者。

（3）人参莲子汤。人参10g，莲子肉12g，煮汤代饮。具有益气健脾，养心宁神之功。适用于老年糖尿病久病体虚，神疲倦怠，气短懒言，心烦失眠，健忘多梦者。人参也可以酌情替换成太子参或西洋参。

▶儿童青少年糖尿病

● **配餐原则**

（1）总热量适当。儿童处于生长发育期，饮食量、胰岛素量和活动量三者之间应维持平衡，给予十分充足的营养。应按照年龄、性别、身高、体重以及活动量大小等来决定。较胖的儿童摄入的热量要比正常水平偏低，使体重下降到标准范围。活动量大的儿童应适当增加热量摄入。热量和各种营养素的供给量要随着年龄的增长及时予以调整。

（2）合理限制糖类的量。由于多数人注射胰岛素治疗，糖类不必过分限制，主要食用多糖类，如谷类、根茎类、莲子等含淀粉多的食物，仍应适当限制单糖和双糖等精制糖的摄入，可适当摄入部分粗粮。全麦面作主食最好。二合面（含黄豆粉、玉米粉）也比较好。

（3）脂肪量不宜过多。尤其要控制动物脂肪的摄入，以植物油为宜。对于肥胖的2型糖尿病儿童，应在保证营养需要的基础上给予减体重、限制脂肪饮食。

（4）足够蛋白质。儿童正在发育成长，蛋白质一定要足够。年龄越小的儿童蛋白质相对需要量越多。多选用蛋、肉、禽、鱼及牛奶等优质蛋白质。

（5）膳食纤维应丰富。适当增加富含纤维素的食品（如玉米、豆皮、麦麸等），可延缓食物的消化与吸收。膳食纤维丰富时，糖类的限量还可以适当放宽。豆类、果类、麦麸等都有助于控制血糖，蔬菜宜用含糖量少的白菜、菠菜、油菜、西红柿、芹菜、黄瓜等。

（6）维生素、微量元素和无机盐要充足。水溶性维生素及无机盐钾、镁、锌、铬等的需要量都有所增加。缺锌时可致胰岛素分泌减少。铬能激活胰岛素，对糖类有直接作用，并可促进蛋白质合成。猪、牛、羊肉以及鱼类中含锌丰富。牡蛎、蛋黄、香菇、鲜酵母等含铬较多。

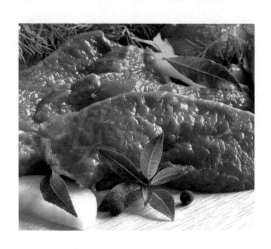

（7）餐次安排要合理。为了防止低血糖和保持血糖稳定，饮食一定要注意定时定量，每日应进食5～6餐，3次正餐、2～3

次加餐，可从正餐中匀出少部分主食作为加餐用，以防低血糖的发生及血糖的过度波动。全日热量可分为3次主餐和3次点心，早餐和午餐分别占总热量的25%，晚餐占总热量的30%，3餐间2次点心各占总热量的5%，睡前点心占总热量的10%。每日应定时定量进餐。

（8）克服不良饮食习惯。不少儿童以肉食为主而忽略了主食，营养不均衡容易发生肥胖、胰岛素抵抗。含有单糖或双糖的食品，诸如纯糖等及各种糖果、甜食以及各种饮料和冷饮均在禁忌之列。可允许进食少量含糖低的水果。但代谢控制不良时不宜食用。避免1日3餐不规律、不吃早餐及盲目节食的现象。

● 每日摄入的食物的量

（1）糖尿病患儿的饮食，6～12岁儿童应保证每日总热量在900～1200kcal，13～18岁每日总热量可在1200kcal以上。坚持低脂、粗制糖类食品，蔬菜宜用含糖量少的菠菜、白菜、萝卜、黄瓜等；适当增加含膳食纤维多的食品如玉米、豆皮、高粱

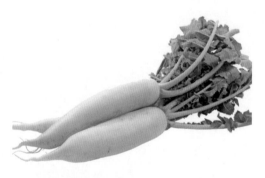

等，烹调方法宜多样化，这样可提高患儿进食的兴趣。

（2）推荐每日糖类摄入比例占总能量的50%～55%，膳食脂肪摄入比例占总能量的25%～35%，蛋白质摄入占总能量的15%～20%。

（3）膳食纤维可以改善餐后血糖和长期糖尿病控制，谷物膳食纤维可增强胰岛素敏感性，推荐糖尿病患儿膳食纤维摄入量为10～14g/1000kcal。

（4）维生素应充足，可口服多种维生素。

例如：一个13岁糖尿病男孩，一日应摄入2000kcal热量，食谱如下（表6-6）：

表6-6 一日食谱举例

早餐	午餐	晚餐	睡前加餐
牛奶250mL 无糖面包片（面包100g） 煮鸡蛋1个 炝拌绿豆芽100g	米饭125g 炒苦瓜肉丝（猪瘦肉50g 苦瓜150g） 酱油茄子（茄子150g） 拌黄瓜（黄瓜100g）	水饺（面粉100g 肉末50g 西葫芦200g） 焖扁豆（瘦肉末50g 扁豆150g） 炝莴笋（莴笋100g 胡萝卜20g 腐竹20g）	牛奶250mL 煮鸡蛋1个

总热量约2000kcal，糖类292g，蛋白质90g，脂肪51g。全日烹调用油20g。

●食疗食谱

（1）黄鳝肉。活黄鳝1~2条，佐料适量。将鳝鱼杀死后，剖肚去内脏，剔除脊刺，洗净。根据患儿口味，煨制、爆炒、红烧均可。均不加糖。适用小儿糖尿病，多饮、多食、多尿，消瘦症状明显者。每日1~2次。经常食用。

（2）茯苓饼。茯苓粉、米粉各75g，素油适量。将茯苓粉、米粉加水适量调成糊状，用小火在平底锅内放少量油烙成薄饼即可。可代替主食。有健脾燥湿之功。适用于小儿肥胖型糖尿病证属脾虚湿盛者。

（3）双皮花粉饮。冬瓜皮、西瓜皮各15g，天花粉10g。水煎服，代茶饮。有养阴生津之功，对口渴、多饮、多尿有较好疗效。适用于儿童糖尿病证属阴虚燥热者。

妊娠期糖尿病

●配餐原则

（1）合理控制总热量。进食量可适当放宽，既要控制血糖，又要照顾到胎儿的营养需要，还要避免热量控制过于严格，造成饥饿性酮症。一般可在其他类型糖尿病饮食控制的基础上加20%~30%，在妊娠前4个月与非妊娠时相似，妊娠中期、晚期热量按30～35kcal/kg计算，应多选用乳类、海带、瘦肉类、肝及绿叶蔬菜。要求整个妊娠过程中总体重以增长10～12kg为宜。

（2）糖类。应避免精制糖的摄入，但要保证糖类摄入，过低则不利于胎儿生长。仍以五谷、根茎及豆类为主要来源。

（3）蛋白质。妊娠时蛋白质的量一定要满足，因为蛋白质不仅是维持子宫和胎盘正常发育的重要营养物质，而且对胎儿的正常发育也非常重要。食物中蛋白质的最好来源是牛奶、乳制品、禽、蛋、鱼和豆制品。

（4）脂肪。应尽可能适量摄入，占总热量的30%以下。特别是应适量摄入坚果类食品。

（5）膳食纤维。有助于降低过高的餐后血糖，可适量增加其在膳食中的比例。水果则应根据病情的好坏适量选用。绿叶蔬菜因能提供大量维生素、无机盐和粗纤维，既能调剂孕妇的口味，适应孕妇的饮食习惯，又因含糖量低，故可适量进食。

（6）无机盐。①铁：妊娠妇女需要补充更多铁，而胎儿也需要在肝脏内储存更多的铁，以备自身造血用。妊娠妇女需多吃一些含铁高的食物，如动物的肝脏，瘦肉等以补充造血物质。②钙：每天应该保证1200mg钙的补充，因为钙对胎儿骨骼的发育非常重要，牛奶是钙的主要来源。

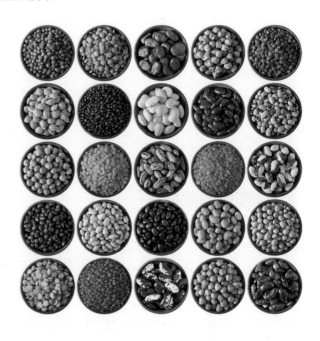

（7）维生素。①维生素D：妊娠时需要量增加，有条件时可饮用加入维生素D的牛奶。②叶酸：妊娠时需要量比平时增加2倍，因此应多吃一些含叶酸较多且对血糖影响较小的食物，如绿叶青菜（如菠菜和甘蓝）、豆类、动物肝脏、柑橘和全麦面粉等。

（8）餐次安排。应少量多餐，每日5～6餐，定时定量进食能够有效控制血糖。适当加餐既能有效治疗高血糖，又能预防低血糖症的发生。即使有妊娠反应也要坚持吃早餐。轻度反应者可选食一些清淡无油的食品代替常规饮食。重度妊娠反应者需在医师指导下予以治疗。注射胰岛素者要增加2～3次加餐，尤其是临睡前的加餐必不可少，以防出现低血糖。加餐时间放在下午3～4时和睡前为宜。加餐食品除馒头、面包、饼干外可加些蛋白质类食品如鸡蛋、豆浆、豆腐干等。

● **每日摄入的食物量**

（1）热量限制不宜过严。考虑到胎儿生长的需要，妊娠中、晚期热量供给一般以1800～2200kcal/d或按每千克体重30～38kcal/d为宜。肥胖的糖尿病孕妇每天热量摄入也不宜少于1200kcal/d，但体重增

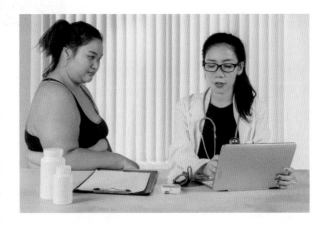

长不宜过快过多，一般每月不宜超过1.5kg。

（2）糖类不宜太少。主食为350～400g/d，保证每天摄入糖类不少于200～250g，或糖类热量占总热量之比的50％～60％；糖类摄入过少极易诱发酮症酸中毒和伤害胎儿。

（3）蛋白质供给要充足。一般以每天每千克体重从饮食中摄入蛋白质1.5～2.0g为宜，或在孕前营养治疗的基础上每天额外增加15g（孕中期）或25g（孕晚期）以满足孕妇代谢及胎儿生长需要。一般蛋白质

热量占总热量的15％～20％，优质蛋白质应占1/3以上。但伴有肾功能损害者须根据患者实际情况决定蛋白质的摄入量。

（4）供给足量的钙、磷及维生素。妊娠期间，钙、磷、铁、锌及各种维生素的需要较一般人要多，每天应保证补充1200mg的钙。

（5）低盐饮食。每天食盐量小于3 g。

● **食疗食谱**

（1）砂仁扁豆汁。砂仁15g，白扁豆30g。将砂仁研粉。白扁豆用清水300mL煎煮，取汁150mL备用。每次取砂仁粉3g，用白扁豆汤30mL送服，每日3次。具有调和脾胃，补虚止呕之功。用于治疗妊娠胃虚呕吐，食入即吐，吐物清稀，脘腹胀闷等症。

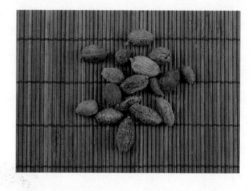

（2）五汁安中汤。鲜雪梨汁50mL，鲜莲藕汁50mL，韭菜汁10mL，牛乳250mL，生姜汁5mL。将雪梨汁、莲藕汁、韭菜汁、牛乳混匀，用文火煮沸，兑入生姜汁即可。频频啜饮，每日2剂。具有滋阴养胃，和中止呕之功。用于治疗脾胃虚弱之妊娠呕吐。

（3）千金鲤鱼汤。白术10g，茯苓15g，白芍10g，当归10g，陈皮10g，生姜10g，青鲤鱼1尾（约500g）。将鲤鱼去鳞、鳃及内脏，洗净；其余药材洗净，纱布袋装好扎口，与鲤鱼同置锅中，加清水适量，同煮1h即可。去药包，饮汤并食肉。具有健脾利水之功。用于治疗脾虚所致的孕妇妊娠中期，腹大异常，胸膈满闷，呼吸迫促，神疲肢软等症。

» 糖尿病并发症

▶糖尿病肾脏病

●配餐原则

（1）低蛋白饮食。应限制蛋白质摄入量，应以谷薯类和蔬菜类为主食。蛋白质的品种和成分要求以优质蛋白质为主，50%～80%来源于动物生物价蛋白质，蛋、肉、鱼、乳及乳制品等。高生物价蛋白质含氨基酸量多，有利于改善氮平衡，降低尿素氮。可适当配合植物蛋白、米、面、豆及豆制品等，使其达到蛋白质互补，增加蛋白合成之目的。

（2）适当热量。在低蛋白膳食时热量供给必须充足，以维持正常的生理活动。可以选择一些含热量高而蛋白质含量低的主食类食物，像土豆、藕粉、粉丝、芋头、白薯、山药、南瓜、菱角粉等。使膳食总热量达到标准范围。但同时必须要减去这些食物作为主食所含有的热量，保证供需平衡。

（3）氨基酸的供给。尽可能多摄入必需氨基酸，也可以口服α-酮酸来代替部分必需氨基酸；或用肾用氨基酸补充。

（4）低脂肪。终末期肾病常合并脂代谢障碍，仍要坚持低脂肪的摄入。

（5）限制食盐。当肾病进展时，应限制食盐摄入。

（6）钾。一般像瓜果类蔬菜（南瓜、冬瓜、葫芦）、苹果、梨、菠萝、西瓜、葡萄含钾量都比较低可以食用，而含钾高的食品像油菜、菠菜、韭菜、西红柿、海带、香蕉、桃子等应该适当限制。同时避免食用浓缩果汁、肉汁。

（7）钙、磷。肾脏损害时对磷的排泄减少，导致血磷升高。而且维生素D的合成能力减退，影响钙的吸收，血中钙浓度降低，容易出现骨质疏松。因此，理想的治疗膳食应该提高钙含量，尽量降低磷含量。而低蛋白饮食本身就降低了磷的摄入，有利于治疗。

（8）其他。保证富含维生素A、B族维生素和维生素C的食物供给，特别是新鲜蔬菜，应尽量多食，如芹菜、荠菜等；如伴有高血压或高脂蛋白血症时，应限制膳食中饱和脂肪酸的含量；如伴有贫血时，可补充富含铁、维生素B_{12}、叶酸等的食物，如木耳、菠菜等；限制摄食对肾脏细胞有刺激作用的食物，如芥末、辣椒等。

● 每日摄入的食物量

（1）蛋白质的每日每千克体重摄入总量：早期肾病患者1.0 ~ 1.2g/kg；轻、中度肾功能不全者0.8g/kg；中度以上肾功能不全者0.6g/kg。

（2）来自糖类的热量不应超过70%。

（3）肾功能有改变时，盐控制在3 ~ 5g/d。如果同时伴有呕吐、腹泻时，则不应再过分限制钠盐，甚至还需适量补充。

（4）应适当限制含钾高的食物，每日应低于1500 ~ 2000mg。

（5）掌握患者的液体出入平衡也很重要，终末期肾病尿毒症期一般每日入液量为前一日排尿量加500mL，但当患者合并出现发热、呕吐、腹泻等症状时，就应再多补充液体。因此，患者还需了解食物含水量，量出为入。

一日食谱（以身高170cm，体重80kg的男性，活动量较少，肾功能有轻度至中度受损的糖尿病食谱举例）（表6-7）。

表6-7　一日食谱举例

早餐	加餐	午餐	晚餐
牛奶250mL 葱油薄饼（面粉15g 淀粉35g）	水蒸蛋1只 饼干2片	米饭100g 蒸牛肉饼（去筋牛肉50g　淀粉10g） 鸡肉炒豆苗（鸡肉50g　嫩豆苗150g）	蒸饺（面粉100g　虾仁15g　西葫芦200g） 醋熘白菜150g

　　总热量约1500kcal，糖类221g，蛋白质68g，脂肪47g。全日烹调用油15g，盐3g或酱油15mL。

●食疗食谱

（1）黄芪炖甲鱼

　　甲鱼肉250g，生黄芪25g，精盐少许。甲鱼肉洗净切成小块，黄芪用纱布包裹，共置锅中，加适量清水慢火炖至熟透，加入精盐调味即成。具有大补气血之功，用于糖尿病肾脏病体虚者。

（2）黄精煲猪胰

　　猪胰1具，黄精25g，玉竹15g，生姜、葱、精盐各适量。将猪胰洗净，放入锅中，黄精、玉竹冲洗净，生姜切丝，葱切块，同放入锅中撒精盐，注入适量清水，将锅置火上烧开，煮至猪胰熟即成。具有滋阴补肾之功，用于糖尿病肾脏病患者。

（3）黄芪冬瓜汤

　　黄芪30g，鲜冬瓜500g煮汤。具有益气健脾，利水消肿之功，用于糖尿病肾脏病脾肾气虚者，症见小便不利，面目肢体浮肿等。

▶糖尿病性视网膜病变

●配餐原则

　　（1）低血糖指数饮食。以低血糖指数食物为主的膳食结构，有助于保持血糖的平稳。

　　（2）微量营养素摄入。膳食中应该还要注意摄入有益于眼部健康的营养素，如类胡萝卜素、玉米黄素、花青素、维生素（维生素C、B族维生素）、叶黄素、锌、钙等。

　　（3）控制脂肪的质与量。减少饱和脂肪酸的摄入量如畜、禽等动物脂肪（如猪油、羊油、牛油），同时每日摄入不少于500mg的长链ω-3不饱和脂肪酸有助于降低糖尿病视网膜病变的发生风险，如亚麻籽油、菜籽油、橄榄油、大豆油等。

（4）增加水果、蔬菜和膳食纤维。水果和蔬菜富含纤维和抗氧化化合物，同时膳食纤维可以延缓葡萄糖在肠道的吸收进而降低餐后血糖水平，同时具有减少炎症和氧化应激的作用，从而降低高血糖和氧化应激诱导的糖尿病性视网膜病变风险。

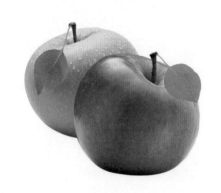

（5）增加含有ω-3脂肪酸的鱼类（深海鱼）的摄入量。深海鱼中富含的长链ω-3多不饱和脂肪酸（LCω3PUFAs），以及二十二碳六烯酸（DHA），能够补充视网膜中含有的DHA，具有抗炎和抗血管生成的特性，对于对抗糖尿病视网膜病变或视网膜新生血管形成具有保护作用。可选择凤尾鱼、鲑鱼、鲱鱼、鲭鱼、鲑鱼、沙丁鱼、鲟鱼、湖鳟鱼和金枪鱼，或是增加鱼油在日常生活中的补充。

（6）用茶代替含糖饮料。摄入适量的绿茶对糖尿病视网膜病变存在保护性作用。茶提取物具有抗氧化剂和神经保护特性，可抑制眼部新生血管的生成和降低血管通透性。

● 每日摄入的食物量

（1）严格控制每日摄入的总热量。有利于调节糖脂代谢，保持血糖血脂的平稳。

（2）蛋白质。每日蛋白质摄入量应为1.0～1.5g/kg，例如，鸡蛋需要控制蛋黄的食用量，每日应少于一个蛋黄；豆制品可以适量吃，但是重度肾功能不全的患者需要限量等。

（3）脂肪。肉类每日50～100g，尽量选择瘦肉。以水产品为首选，如鱼、虾等，鸡肉、鸭肉、牛肉等也可。普通植物油用量每日不宜超过25g。

（4）多吃富含维生素的食物。多摄入富含维生素C、B族维生素的食物，如胡萝卜、玉米、橙子等食物（表6-8）。

表6-8 一日食谱举例

早餐	加餐	午餐	晚餐
燕麦片（50g） 牛奶250mL 凉拌菠菜100g	橙子100g	米饭100g 西葫肉片（西葫芦100g 瘦猪肉50g） 西红柿豆腐汤（西红柿 100g 豆腐50g）	米饭100g 鲑鱼150g 拌海带（湿海带50g）

总热量约1500kcal，糖类180g，蛋白质75g，脂肪60g。全日烹调用油15g，盐5g。

● **食疗食谱**

（1）菊花山药羹

菊花10g，山药100g，葱花、精盐、植物油各适量。先把山药洗净切成片备用，锅内加入植物油，加入葱花、山药，炒出香味，加入清水煮沸，再放入菊花、精盐，关火盖上盖子闷10min，出锅盛出即可。具有清肝明目之功，适用于眼睛干涩，视物模糊者。

（2）滋养明目粥

芡实、核桃肉、枸杞子、龙眼肉、莲子各30g，大枣10g，粳米50g，将以上原料加水煮熟温食。具有益气健脾明目之功，适用于视物不清，不耐久视者。

（3）猪肝枸杞汤

新鲜猪肝100g，枸杞子20g，茺蔚子15g，黑木耳、生姜丝、精盐、植物油各适量。猪肝入锅焯水，切片备用。锅中加少量的植物油，加入生姜丝、猪肝炒香，锅中加适量清水，加入枸杞子、茺蔚子以及泡好的黑木耳，大火烧开转小火，煮熟后加精盐调味，食肝饮汤，具有滋阴养血明目之功。

▶糖尿病周围神经病变

●配餐原则

（1）严格控制总热量，保持血糖平稳。血糖平稳是控制糖尿病周围神经病变进展的基础和关键。

（2）多吃富含维生素的食物。多吃富含B族维生素、维生素C、维生素D、维生素E的食物，可以有效地抗氧化应激，如菠菜、西兰花、各种甘蓝、胡萝卜等。

●每日摄入的食物量

（1）糖类、蛋白质及脂质选择及摄入量。参考初发糖尿病患者的摄入要求。

（2）维生素。适量补充维生素能够改善周围循环，从而减少糖尿病周围神经病变的发生。通常情况下，维生素B_6适宜的补充剂量为每日2mg，维生素C适宜的补充剂量为每日100～500mg，维生素E每天需要100～200mg（表6-9）。

表6-9　一日食谱举例

早餐	加餐	午餐	晚餐
燕麦片100g 鸡蛋1个（50g） 无糖豆浆250mL 凉拌菠菜豆腐丝100g	苹果100g	米饭100g 莴笋肉片（莴笋150g　瘦猪肉50g） 西葫芦拌山药（西葫芦150g　山药50g） 银耳蛋花汤（银耳100g　鸡蛋50g）	米饭100g 鲤鱼150g 蒜蓉西兰花200g 醋熘白菜100g

总热量约1500kcal，糖类180g，蛋白质75g，脂肪60g。全日烹调用油15g，盐5g。

● **食疗食谱**

（1）参苓山药瘦肉汤

党参10g，茯苓15g，山药20g，瘦肉丁250g，葱段、姜片、植物油各适量，精盐3g。瘦肉丁放入锅中，加少许植物油翻炒变色后加入清水和上述食材，炖煮30min后加精盐调味即可。具有补益脾气之功。

（2）杞参兔肉

兔肉200g，枸杞子25g，丹参10g，生姜10g，精盐3g。兔肉洗净切块，焯水备用；将上述中药加水1500mL煮沸，加入兔肉一同炖煮约3h后调味即可。具有滋补肝肾，活血止痛之功。

（3）芪归独活鸡血藤羊肉汤

羊肉250g，黄芪50g，当归10g，独活15g，鸡血藤30g，生姜10g，精盐3g。将羊肉洗净切块，与姜进行搅拌，腌制30min。将腌制好的羊肉和上述中药一起放入锅中，加入没过食材表面2厘米的水，大火煮开后转小火焖之，2h后加精盐调味即可。具有活血化瘀，祛风通络之功。

▶糖尿病足

● **配餐原则**

（1）低糖饮食。在控制血糖的基础上，积极摄入富含营养物质的食物，少量多餐，均衡饮食。

（2）增加优质蛋白质。有些患者长期患病导致身体瘦弱，抵抗力差，一旦有创口，恢复较为缓慢，故应该增加蛋白质摄入比例，且以优质蛋白为主，如蛋、奶、肉等。

（3）低碳饮食。低碳饮食就是低糖类饮食，严格地限制糖类的摄入量，适当增加蛋白质和脂肪的摄入量。①适用于体形肥胖或超重患者；②最好以创面治疗有效出院后、康复期门诊随访方式进行；③在全身感染症状控制后应用；④避免在围手术期使用；⑤在口服SGLT-2抑制剂类降糖药物患者中谨慎应用；⑥严格参考适应证选择极低碳（生酮）饮食，主要以植物性蛋白质及脂肪对减少的糖类进行替代；⑦在早期严格监测血糖，有条件者可进行持续血糖监测，避免低血糖风险；⑧不推荐长期维持，达到目标体重后逐渐恢复至平衡膳食方式；⑨严禁应用于合并肾脏损害患者。

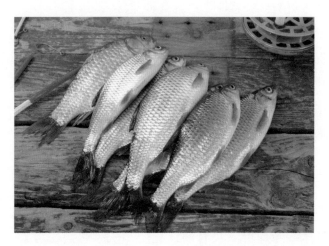

（4）降压饮食。强调食用蔬菜、水果及低脂奶制品，可包含全麦食品、禽类、鱼类及坚果；减少饱和脂肪酸、畜肉类、糖及含糖饮料摄入；控制食用盐摄入，尽量采用低钠饮食，以防高血压的发生，有助于改善血管功能，一般每日限制食盐在5g以内为宜。

（5）低胆固醇饮食。控制动物脂肪摄入，以植物油为主，在保证营养需要的基础上，防止血脂异常的发生。总脂肪摄入≤30%总能量摄入，其中饱和脂肪酸摄入≤10%总能量摄入。

（6）富含纤维素饮食。如青菜、芹菜等含有丰富纤维素的深色蔬菜宜多加食用。生活中，常用米糠、麸皮、玉米皮、甜菜屑及海藻类植物等纤维食品，有助于糖尿病足患者延缓血糖升高及其他并发症。

（7）忌食烟酒。长期吸烟饮酒会影响血管内皮，引起血管硬化及血管内皮遭到破坏，出现炎症反应，导致血管斑块的形成，有加重糖尿病足的可能。

（8）补充微量营养素。特异性适量补充微量营养素，可显著促进足部创面愈合。如维生素A、B族维生素、维生素C、维生素D、锌和铁剂（结合患者血液常规及铁代谢化）。

●每日摄入的食物量

（1）糖类。尚缺乏相关证据指出糖尿病足患者每日所需理想糖类摄入量。应以个体健康状况及需求为参考。应遵循高营养密度，富含膳食纤维，维生素及无机盐，少或不伴添加糖、脂肪及盐的糖类。推荐糖尿病足患者，其膳食纤维摄入量与健康人群摄入量至少保持一致，为14g/1000kcal，或为女性每日25g，男性每日38g。

（2）蛋白质。最佳摄入量应以个体健康状况及需求为参考，有研究显示患者每日蛋白质摄入量应为1.0～1.5g/（kg·d），或至少达到全部热卡来源的15%。而对于合并肾脏风险患者，不推荐限制蛋白质摄入。对于确诊合并营养不良

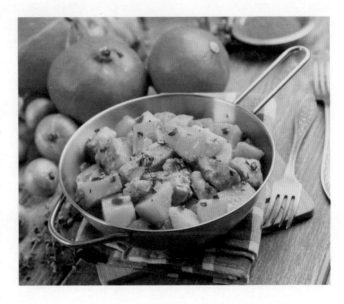

的糖尿病足患者，应给予1～2g/（kg·d）蛋白质，并特异性补充谷氨酰胺及精氨酸，有助于创面愈合。

（3）脂肪。根据患者具体情况设定每日脂肪摄入量，相比于摄入量，摄入脂肪的质量更加重要。对糖尿病足患者可以考虑短期内特异性补充ω-3脂肪酸，有助创面愈合及感染控制，避免摄入反式脂肪酸。

（4）维生素及微量无机盐。推荐有条件的患者，在短期内特异性补充维生素A每日10000～25000IU。补充B族维生素使糖尿病足患者广泛获益（表6-10）。

表6-10 一日食谱举例

早餐	加餐	午餐	晚餐
牛奶250mL 全麦面包（标准粉100g） 鸡蛋（50g） 凉拌菜心（100g）	西红柿100g	米饭100g 炒肉片柿椒（瘦猪肉100g 柿椒150g） 凉拌萝卜丝（萝卜100g） 黄瓜虾皮紫菜汤（黄瓜50g 虾皮5g 紫菜2g）	米饭100g 丸子冬瓜（瘦猪肉50g 冬瓜150g） 香葱拌豆腐（豆腐100g）

总热量约1500kcal，糖类130g，蛋白质70g，脂肪75g。全日烹调用油15g、盐5g。

● **食疗食谱**

（1）活血茶叶蛋

丹参、红花各15g，桃仁10g，红茶5g，鸡蛋5枚。将丹参、红花、桃仁加水煎煮30min后，离火冷却后再上火，然后放入鸡蛋、红茶同煮。鸡蛋熟后打破蛋壳，在药液中浸泡至蛋清呈紫红色时即可。每天吃一个鸡蛋，具有活血化瘀，补益气血之功。

（2）芪归沙棘猪蹄汤

猪蹄两个，炙黄芪50g，沙棘20g，当归15g，肉桂5g，以及精盐、黄酒、大料、花椒等调料。猪蹄入锅，加清水、少许黄酒大火煮开，撇去锅中浮沫。加入上述中药和调料，继续用小火煮至肉烂，饮汤食肉。具有益气活血，温补肾阳之功。

（3）补阳通络燕麦片粥

人参15g，黄芪20g，当归、甘草、川芎各10g，丹参20g，桂枝20g，燕麦片60g。将上述中药浸泡1h，取出放入砂锅中煎煮后去渣取汁，再放入麦片同食。具有益气扶阳，祛风除痹之功，适用于气血亏虚、肢体麻木不温者。

» 糖尿病合并症

▶糖尿病合并高血压

●配餐原则

（1）控制总热量以纠正体重超重。控制热量摄入，保持理想体重是防治高血压的重要措施之一。控制热量须控制主食及脂肪摄入量，平素尽量少食或不食糖果点心、甜饮料、油炸食品等高热量食品。

（2）限制钠盐。减少烹调用盐量，少吃酱菜、咸菜等盐腌食品。

（3）控制膳食脂肪。脂肪的质量比其数量有更重要的意义。平时宜选用植物油、低饱和脂肪酸、低胆固醇的食物。植物油尽量选用大豆油、花生油、葵花籽油等植物油。少吃肥肉及各种动物性油脂，控制动物脏器、鱼子等高胆固醇食物。

（4）多吃富含维生素C的新鲜蔬菜。尤其是深色蔬菜。适当增加海产品摄入，如海带、紫菜、海产鱼类等。保证摄入一定量的高钾低钠及多纤维的食物。

（5）禁用浓茶、浓咖啡、烈性酒类及刺激性食物。

（6）保证膳食中钙的摄入充足。

●每日摄入的食物量

（1）建议每日摄盐量为3~5g，合并肾脏病的患者可以控制得更加严格。

（2）蛋白质的摄入应和正常人保持一致，其中富含优质蛋白质的瘦肉、鱼、蛋、奶应占50%左右。

（3）提倡多吃含纤维素多的食物，每日蔬菜的摄入量应不少于500g（表6-11）。

表6-11 一日食谱举例

早餐	加餐	午餐	晚餐
花卷（面粉100g） 牛奶250mL 凉拌菠菜100g	鸭梨100g	米饭100g 肉丝炒芹菜（瘦肉50g 芹菜100g） 海带豆腐汤（海带50g 豆腐100g）	米饭100g 清蒸带鱼150g 素炒大白菜200g

总热量约1600kcal，糖类200g，蛋白质90g，脂肪44g。全日烹调用油15g，精盐5g。

● **食疗食谱**

（1）夏枯草瘦肉汤。猪瘦肉500g，夏枯草15g，蝉衣3g。将夏枯草、蝉衣洗净，猪瘦肉洗净切块，加清水适量，文火煮约1h。具有祛风清热之功。适用于糖尿病合并高血压属风热上攻者，症见夏暑湿热上蒸而致眩晕、耳鸣、心悸烦躁，大便干结或目赤、口苦等。

（2）芹菜大枣汤。芹菜250g，大枣10g。芹菜择洗净，与去核大枣同放锅中，加水适量，煮开后改小火煮15min即可。分次服用。具有利尿祛湿，理中和胃之功。适用于糖尿病合并高血压属痰湿眩晕者，症见眩晕水肿，头昏，视物不清，口干口渴，大便干结，或血脂增高，形体虚肿等。

（3）降压茶。罗布麻叶6g，山楂15g，五味子5g。将以上各料洗净，放入茶杯中，用沸水冲泡，盖上闷片刻，即可代茶饮用。此茶有降血压作用，对糖尿病合并高血压者控制病情有一定的作用。

▶糖尿病合并高脂血症

● **配餐原则**

应掌握"五低"原则，即热量低、总脂肪量低、饱和脂肪酸低、胆固醇低和食盐量低。

（1）控制膳食总热量。有利于改善体内糖代谢状况和降低体重，从而间接达到改善血脂的目的。每天摄取量与消耗量应保持平衡。如热量供过于求，则会转变为脂肪。

（2）控制脂肪的质与量。限制饱和脂肪酸的摄入量，适当增加不饱和脂肪酸的摄入。亚麻籽油、橄榄油及一些海产动物脂肪中含有丰富的 ω–3 系列脂肪酸，有利于改善血脂水平。

（3）限制胆固醇的摄入。食物的胆固醇全部来自动物脂肪、蛋黄、动物内脏和鱼子等食品，对于含胆固醇较高的食物，应忌吃或少吃。

（4）供给充足的蛋白质。适当减少糖类的摄入量，不要过多吃糖和甜食，因为糖可转变为甘油三酯。

（5）多吃含纤维素的膳食。如粗粮、蔬菜、水果等，有利于降血脂和增加饱腹感。提倡多吃蔬菜和适量的水果。蔬菜和水果中的纤维素含量多，摄入一定量纤维素，可降低血液中胆固醇。

● 每日摄入的食物量

（1）一般不用畜、禽等动物脂肪如猪油、羊油、牛油等，长期食入高饱和脂肪酸、高胆固醇会直接引起血脂增高。尽量使用含多不饱和脂肪酸丰富的植物油，如菜籽油、花生油、玉米油、芝麻油等。通常每日烹调用油量不宜超过15g。

（2）血胆固醇轻度增高者，每日膳食中胆固醇的摄入量应少于300mg；重度高胆固醇血症患者，每日胆固醇摄入量应限制在200mg以内（表6–12）。

表6-12　一日食谱

早餐	加餐	午餐	晚餐
脱脂牛奶250mL 玉米面发糕（玉米面100g） 拌莴笋丝150g	苹果100g	米饭100g 清蒸鲤鱼100g 西红柿炒圆白菜（西红柿100g　圆白菜150g）	馒头（面粉50g） 肉末豆腐白菜（瘦肉末25g　豆腐100g　白菜150g）

总热量约1600kcal，糖类247g，蛋白质75g，脂肪31g。全日烹调用油15g。

● 食疗食谱

（1）山楂菊花饮。山楂、菊花各20g。开水冲泡以代茶饮，具有祛瘀降脂之功。长期饮用对糖尿病合并高脂血症患者具有良好的降脂效果。

（2）山楂黄芪荷叶茶。焦山楂、黄芪各15g，荷叶8g，当归、泽泻各10g，生大黄5g，生姜2片，生甘草3g。上各味同煎汤。代茶随饮，或每日3次。具有祛瘀降浊降脂之功，适用于糖尿病合并高脂血症属湿浊瘀滞者。

（3）决明子海带汤。决明子10g，海带20g。一同放入砂锅内，加清水500~800mL，煎至250mL时，去渣饮汤。每日1剂。30天为1个疗程。适用于糖尿病合并高脂血症属肝阳上亢者。

▶ **糖尿病合并冠心病**

● 配餐原则

（1）宜限制脂肪摄入的质和量。一般认为膳食中的多不饱和脂肪酸、饱和脂肪酸、单不饱和脂肪酸之比以1∶1∶1为宜。少吃动物脂肪，尽量限制含胆固醇多的食物：如鱼子、动物内脏（心、肝、肺、肾、脑）、蛋黄等。

（2）饮食中的总热量宜低于正常生理需要。超重或肥胖糖尿病患者均应减少每日膳食总热量，以维持理想体重。

（3）多吃富含维生素C、维生素E和镁的绿色蔬菜及含糖量低的水果。多吃降血脂和胆固醇的食物，以改善心肌营养代谢，预防血栓发生。

（4）适当摄入糖类。糖类摄入过多，不但造成热量超标，而且在体内可转化生成脂肪，引起肥胖，血脂升高。通常在糖类中升高血脂的作用，果糖高于蔗糖，蔗糖高于淀粉。因此，要严格控制糖类摄入总量。一般以总热量的50%～65%为宜。最好选用含纤维素较多的糖类食物。

（5）少量多餐。避免暴饮暴食，以防心肌梗死的发生。

（6）减少刺激性食物摄入。对浓茶、咖啡、辣椒、芥末、烟、酒等兴奋神经系统的食物少用或不用。

●每日摄入的食物量

（1）每日热量分配的比例为早餐30%、午餐50%、晚餐20%，以防热量过多而导致肥胖。

（2）控制糖类摄入量，一般以总热量的50%～65%为宜。最好选用含纤维素较多的糖类食物。

（3）每日胆固醇摄入量应控制在300mg以下，有助于降低血清胆固醇的含量。

（4）每日盐的摄入量应限制在3～5g，以减轻心脏负担，预防高血压（表6-13）。

表6-13　一日食谱举例

早餐	午餐	晚餐
花卷（面粉100g） 豆浆煮燕麦片粥（燕麦片25g　豆浆200mL）	米饭150g 清蒸鱼120g 炒油菜150g	馒头（面粉50g） 绿豆汤（绿豆25g） 西红柿豆腐汤（西红柿150g　豆腐50g） 排骨炖海带（排骨50g　海带200g）

总热量约1800kcal，糖类293g，蛋白质68g，脂肪40g。全日烹调用油15g。

●食疗食谱

（1）百合太子参银耳汤。银耳15g，百合15g，太子参15g，生姜3片，葱2根，精盐少许。将银耳、百合用清水泡发，洗净，银耳撕成小块备用。太子参洗净，与百合、银耳、生姜、葱一起放入砂煲内，加清水适量，武火煮沸后，改用文火煲1h，调味食用。具有滋肺养胃，补益气血的功效，适用于糖尿病合并冠心病属气阴不足所致心悸怔忡，咳嗽痰少，口干欲饮，少气懒言，神疲乏力等症。

（2）羊肉炖枸杞子黑豆。枸杞子30g，黑豆30g，羊肉100g，植物油、精盐各适量。将羊肉洗净切小块，锅内放入植物油将羊肉块文火炒透，加入枸杞子、黑豆，再加清水约3碗。旺火烧开，后用文火熬汤，最后加精盐调味。饮汤食肉，每日2次，每次1碗，适用于糖尿病合并冠心病属肝肾阴虚者，具有滋补肝肾之功。

（3）黄芪炖鸡。生黄芪50g，乌鸡1只，精盐适量。杀鸡去毛弃内脏洗净，与黄芪同炖至烂熟（水开打去浮沫），加入精盐调味即可。具有益气养心之功，适用于糖尿病合并冠心病属心肾两虚者，症见自汗盗汗等。

▶糖尿病合并痛风

●配餐原则

（1）放宽膳食中糖类的比例。三餐比例相对稳定以配合降糖药的应用。

（2）保证摄入适量的蛋白质。以牛奶、鸡蛋为主。如果是猪瘦肉、鸡鸭肉等，应该煮沸后去汤食用，避免吃炖肉或卤肉。

（3）避免暴饮暴食，限制嘌呤摄入。动物类食品中嘌呤含量较多，禁食内脏（肝、肾、心、胃、肠）、骨髓、坚实的肉类（鱿鱼、墨鱼、风干瘦肉）、鱼卵、虾干等高嘌呤食品、发酵食物、豆类等。在痛风急性发作期的2～3天，选用嘌呤含量很少或基本不含嘌呤的食品，如奶、面包、全麦粉、米饭、鸡蛋、黄瓜、西红柿、苹果等。

（4）不饮酒。酒精可使尿酸水平升高，促进嘌呤合成。

（5）少用强烈刺激的调味品或香料。

（6）禁止饮用果汁等饮料。因其含糖量超标，会促使血糖及尿酸水平的升高。

●每日摄入的食物量

（1）限制嘌呤摄入量。痛风患者应长期控制嘌呤摄入。减少摄入高嘌呤动物性食品、海鲜、含果糖或蔗糖较多食品及各种酒。

（2）控制蛋白质摄入。可根据体重按照每千克体重0.8～1g的蛋白质摄入，全天40～65g，以植物蛋白为主。

（3）控制脂肪摄入。可饮用脱脂或低脂乳类及制品，每日300mL。

（4）少吃盐。每天应该限制在2～5g。

（5）保证充足的维生素和无机盐。供给充足B族维生素和维生素C。每日应达到500g或更多的蔬菜摄入，水果选取糖分较低者。

（6）多饮水。每日2000～3000mL饮水量，促进尿酸排泄。肾功能不全时饮水宜适量（表6-14）。

表6-14　一日食谱举例

早餐	午餐	晚餐
牛奶250mL 馒头（面粉100g） 拌黄瓜100g	米饭100g 鸡肉炒白菜木耳（鸡肉75g 白菜150g　木耳15g） 素炒茄子丝（茄子150g）	发糕（面粉75g） 西葫芦炒鸡蛋（西葫芦 200g　鸡蛋50g） 冬瓜汤（冬瓜100g）

　　总热量约1742kcal，糖类282g，蛋白质68g，脂肪38g，嘌呤＜150mg。全日烹调用油20g。

　　●**食疗食谱**

　　（1）防风薏米粥。防风、薏米各10g，水煮，每日1次，连服1周。适用于痛风属湿热痹阻型患者。

　　（2）白茅根饮。鲜竹叶、白茅根各10g。鲜竹叶和白茅根洗净后，放入保温杯中，以沸水冲泡30min，代茶饮。利尿，适用于痛风合并肾结石属湿热型患者。

　　（3）薏米玉米须粥。薏米50g，鲜玉米须30g，白茅根15g。先煮白茅根、鲜玉米须，20min后去渣，加入薏米煮熟。适用于痛风属湿热型患者。

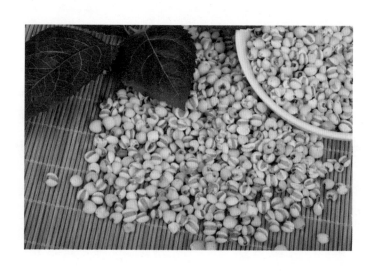

参考文献

1. 中华医学会糖尿病学分会. 中国2型糖尿病防治指南(2020年版)[J]. 中华糖尿病杂志, 2021, 13(4): 315-409.

2. 中华医学会糖尿病学分会, 中国医师协会内分泌代谢科医师分会, 中华医学会内分泌学分会, 等. 中国1型糖尿病诊治指南(2021版)[J]. 中华糖尿病杂志, 2022, 14(11): 1143-1250.

3. 《缓解型糖尿病中国专家共识》编写专家委员会. 缓解2型糖尿病中国专家共识[J]. 中国全科医学, 2021, 24(32): 4037-4048.

4. 中华医学会儿科学分会内分泌遗传代谢学组, 中华儿科杂志编辑委员会. 中国儿童1型糖尿病标准化诊断与治疗专家共识(2020版)[J]. 中华儿科杂志, 2020, 58(6): 447-454.

5. 中国血脂管理指南修订联合专家委员会. 中国血脂管理指南(2023年)[J]. 中国循环杂志, 2023, 38(3): 237-271.

6. 中华医学会, 中华医学会临床药学分会, 中华医学会杂志社, 等. 2型糖尿病基层合理用药指南[J]. 中华全科医师杂志, 2021, 20(6): 615-630.

7. 中华医学会内分泌学分会. 预混胰岛素临床应用专家共识(2016年版)[J]. 药品评价, 2016, 13(9): 5-11.

8. 中国医师协会内分泌代谢科医师分会. DPP-4抑制剂临床应用专家共识[J].中华内分泌代谢杂志, 2018, 34(11): 899-903.

9. LIEW A, LYDIA A, MATAWARAN BJ, et al. Practical considerations for the use of SGLT-2 inhibitors in the Asia-Pacific countries-An expert consensus statement. Nephrology (Carlton). 2023 Aug; 28(8): 415-424.

10. AVOGARO A, GIACCARI A, FIORETTO P, et al. A consensus statement for the clinical use of the renal sodium-glucose co-transporter-2 inhibitor dapagliflozin in patients with type 2 diabetes mellitus. Expert Rev Clin Pharmacol. 2017 Jul; 10(7): 763-772.

11. 《以二甲双胍为基础的固定复方制剂治疗2型糖尿病专家共识》编写组. 以二甲双胍为基础的固定复方制剂治疗2型糖尿病专家共识[J]. 中华糖尿病杂志, 2022, 13(12): 1380–1386.

12. 纪立农, 邹大进, 洪天配, 等. GLP-1受体激动剂临床应用专家指导意见[J]. 中国糖尿病杂志, 2018, 26(5): 353–361.

13. 中国医师协会中西医结合医师分会内分泌与代谢病学专业委员会. 糖尿病足病中医病证结合诊疗指南[J]. 中医杂志, 2021, 62(12): 1099–1104.

14. 中国中西医结合学会周围血管病专业委员会. 中西医结合防治糖尿病足中国专家共识(第1版)[J]. 血管与腔内血管外科杂志, 2019, 5(5): 379–402.

15. 刘晓玲, 孙祖华. 合理使用激光与抗血管内皮生长因子药物, 提高糖尿病视网膜病变的治疗水平[J]. 中华眼底病杂志, 2020, 36(10): 749–753.

16. 中国内分泌代谢病专科联盟. 2型糖尿病合并心血管疾病诊断和治疗行业标准[J]. 中华内分泌代谢杂志, 2022, 38(10): 839–842.

17. 中国心血管代谢联盟. 中国成人2型糖尿病及糖尿病前期患者动脉粥样硬化性心血管疾病预防与管理专家共识(2023)[J]. 中华心血管病杂志(网络版), 2023, 6: 1–19.

18. 中国中医药研究促进会中西医结合心血管病预防与康复专业委员会. 稳定性冠心病中西医结合康复治疗专家共识[J]. 中西医结合心脑血管病杂志, 2019, 17(3): 321–329.

19. 《中成药治疗优势病种临床应用指南》标准化项目组. 中成药治疗冠心病临床应用指南(2020年)[J]. 中国中西医结合杂志, 2021, 41(4): 391–417

20. 中国民族卫生协会重症代谢疾病分会. 中国高尿酸血症相关疾病诊疗多学科专家共识(2023年版)[J]. 中国实用内科杂志, 2023, 43(6): 461–480.

21. 中国医师协会中西医结合医师分会内分泌与代谢病学专业委员会. 高尿酸血症和痛风病证结合诊疗指南(2021-01-20)[J]. 世界中医药, 2021, 16(2): 183–189.

22. 中华中医药学会风湿病分会. 痛风和高尿酸血症病症结合诊疗指南[J]. 中医杂志, 2021, 62(14): 1276–1288.

23. 仝小林. 糖尿病中医药临床实践循证指南(2016版)[M]. 北京: 科学出版社, 2016.

24. 中国医师协会中西医结合医师分会内分泌与代谢病学专业委员会. 糖尿病周围神经病变病证结合诊疗指南[J]. 中医杂志, 2021, 62(18): 1648–1656.

25. 中华医学会糖尿病学分会神经并发症学组. 糖尿病神经病变诊治专家共识(2021年版)[J]. 中华内分泌代谢杂志, 2021, 37(6): 499–515.

26. 中国医师协会内分泌代谢科医师分会. 格列喹酮临床应用中国专家共识(2017年版)[J]. 中华内分泌代谢杂志, 2017, 33(5): 363–366.

27. 宁光, 陈璐璐, 陈名道, 等.那格列奈临床应用中国专家共识[J]. 中华内分泌代谢杂志, 2011, 27(5): 5a1–3.

28. 中国医师协会内分泌代谢科医师分会, 《恒格列净临床应用专家指导意见》编写组. 恒格列净临床应用专家指导意见[J]. 中华糖尿病杂志, 2023, 15(7): 611–615.

29. 纪立农. 胰高血糖素样肽1受体激动剂周制剂中国证据与专家指导建议[J]. 中国糖尿病杂志, 2022, 30(6): 405–411.

30. 中国医疗保健国际交流促进会营养与代谢管理分会, 等. 中国糖尿病医学营养治疗指南(2022版)[J]. 中华糖尿病杂志, 2022, 14(9): 881–933.

31. 中华人民共和国国家卫生健康委员会. 成人糖尿病食养指南(2023年版)[J]. 全科医学临床与教育, 2023, 21(5): 388–391.

32. 中华中医药学会. 中医糖尿病临床诊疗指南[M]. 北京: 中国中医药出版社, 2020.

33. 国家药典委员会. 中华人民共和国药典[M]. 北京: 中国医药科技出版社, 2015.

34. 杨叔禹. 国家糖尿病基层中医防治管理指南(2022)[J].中医杂志, 2022, 63(24): 2397–2414.

35. 仝小林. 中成药临床应用指南糖尿病分册[M]. 北京: 中国中医药出版社, 2018.07.

36. 中国营养学会. 中国居民膳食指南2022.[M]. 北京: 人民卫生出版社, 2022.04.

中英文对照表

英文缩写	英文全称	中文名称
ACEI	Angiotensin converting enzyme inhibitor	血管紧张素转换酶抑制剂
ARB	Angiotensin Ⅱ receptor blocker	血管紧张素Ⅱ受体阻滞剂
ARNI	Angiotensin receptor neprilysin inhibitor	血管紧张素受体脑啡肽酶抑制剂
BMI	Body mass index	体质指数
CCB	Calcium channel blocker	钙离子拮抗剂
DM	Diabetes mellitus	糖尿病
DKD	Diabetic kidney disease	糖尿病肾脏病
DPP-4	Dipeptidyl peptidase-4	二肽基肽酶-4
DSPN	Distal symmetric polyneuropathy	远端对称性多发性神经病变
eGFR	Estimated glomerular filtration rate	估计的肾小球滤过率
GI	Glycemic Index	血糖生成指数
GLP-1RA	Glucagon-like peptide-1 receptor agonist	胰高血糖素样肽-1受体激动剂
HbA1c	Glycated hemoglobin	糖化血红蛋白
HDL-C	High-density lipoprotein cholesterol	高密度脂蛋白胆固醇
LDL-C	Low-density lipoprotein cholesterol	低密度脂蛋白胆固醇
MTC	Medullary thyroid cancer	甲状腺髓样癌
MEN2	Multiple endocrine neoplasia type 2	2型多发性内分泌腺肿瘤

英文缩写	英文全称	中文名称
OGTT	Oral glucose tolerance test	口服葡萄糖耐量试验
PCSK9	Proprotein convertase subtilisin/kexin type 9	前蛋白转化酶枯草溶菌素9
SGLT-2	Sodium-glucose co-transporter-2	钠-葡萄糖协同转运蛋白-2
TC	Total cholesterol	总胆固醇
TG	Triglyceride	甘油三酯

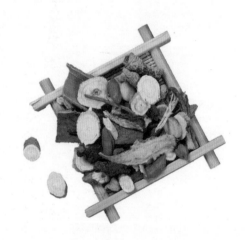